རི་མོའི་ལམ་ནས་སྐྲན་ནད་སྐྱེང་བ།

画說肿瘤君

གཙོ་སྒྲིག་པ། ལིའུ་ལི་ན། ཀའོ་ཞང་ཐའོ། ཞུའེ་ནན།
李丽娜　高向涛　谢楠 / 主编

མཚོ་སྐྱིད་སྒྲོལ་མས་བསྒྱུར།
措机卓玛 / 翻译

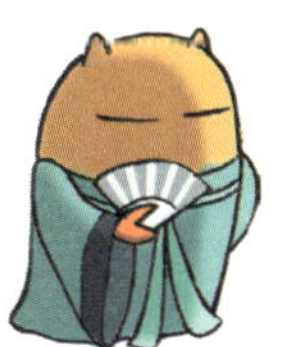

སི་ཁྲོན་མི་རིགས་དཔེ་སྐྲུན་ཁང་།
四川民族出版社

图书在版编目（CIP）数据

“画”说肿瘤君 : 汉、藏 / 李丽娜, 高向涛, 谢楠主编 ; 措机卓玛译. -- 成都 : 四川民族出版社, 2024. 8. -- ISBN 978-7-5733-2032-2

Ⅰ. R73-49

中国国家版本馆CIP数据核字第2024PT5888号

“画”说肿瘤君

“HUA”SHUO ZHONGLIUJUN

李丽娜　高向涛　谢楠 / 主编

措机卓玛 / 翻译

出 版 人	泽仁扎西
责任编辑	胡　庆　更合才让
责任印制	温祥宇
题　　字	王七章
出版发行	四川民族出版社
地　　址	成都市青羊区敬业路108号
成品尺寸	148mm × 210mm
印　　张	4.75
字　　数	95千
制　　作	成都华桐美术设计有限公司
印　　刷	成都万年彩印有限责任公司
版　　次	2024年8月第1版
印　　次	2024年8月第1次印刷
书　　号	ISBN 978-7-5733-2032-2
定　　价	32.00元

编写委员会

主　编： 李丽娜　高向涛　谢楠

副主编： 刘　丽　古昌伟　王　霄

苟代武　尹　利　沙　一

编　委： 吴建林　乔　良　李岳冰

张晓莲　刘潇霞　马　婧

钟志刚　余　飞　黄永发

绘　图： 牛　牛　高向涛　李丽娜

顾问委员会

廖　洪　（四川省肿瘤医院泌尿外科）

路　顺　（四川省肿瘤医院放疗中心）

李　超　（四川省肿瘤医院头颈外科）

张国楠　（四川省肿瘤医院妇瘤科）

冯燮林　（四川省肿瘤医院肝胆胰外科）

庄　翔　（四川省肿瘤医院胸外科）

赵　平　（四川省肿瘤医院胃外科）

郑阳春　（四川省肿瘤医院大肠外科）

张剑辉　（四川省肿瘤医院乳腺科）

རྩོམ་སྒྲིག་ཨུ་ཡོན་ཚོགས་པ།

རྩོམ་སྒྲིག་པ། ལིའུ་ལི་ནྲ། ཀཱའོ་ཞང་ཐའོ། ཞི་ནན།

གཙོ་སྒྲིག་གཞོན་པ། ལིའུ་ལི། ཀྲུའུ་ཁྲང་ལེ། ཤང་ཞའོ། ཀྲུའུ་ཏའི་ཤུའུ། དབྱིན་ལི། ཧྲ་དབྱི།

རྩོམ་སྒྲིག་ཁོངས་མི། ཤུའུ་ཙན་ལིན། ཚའོ་ལེའང་། ལི་ཡུའེ་པིན། ཀྲང་ཞའོ་ལན། ལིའུ་ཞའོ་ཞ། མ་ཅིང་། ཀྲུང་ཀྲི་གང་། ཡུས་ཧྲེ། ཧོང་ཡུང་ཧྲ།

རི་མོ་པ། ཉིའུ་ཉིའུ། ཀཱའོ་ཞང་ཐའོ། ལིའུ་ལི་ནྲ།

ཀློ་འདོན་ཁོངས་མི།

ལིའོ་ཧྲུང་། (སི་ཁྲོན་ཞིང་ཆེན་སྐྲན་ནད་སྨན་ཁང་གཅིན་ཟགས་ཕྱི་ནད་ཚན་ཁག)

ལིའུ་ཧྲུན། (སི་ཁྲོན་ཞིང་ཆེན་སྐྲན་ནད་སྨན་ཁང་གི་སྨན་བཅོས་ལྟེ་གནས)

ལི་ཁྲའོ། (སི་ཁྲོན་ཞིང་ཆེན་སྐྲན་ནད་སྨན་ཁང་གི་མགོ་སྐེའི་ཕྱི་ནད་ཚན་ཁག)

ཀྲང་ཡོ་ནན། (སི་ཁྲོན་ཞིང་ཆེན་སྐྲན་ནད་སྨན་ཁང་བུད་མེད་སྐྲན་ནད་ཚན་ཁག)

ཧྲིང་ཞེ་ལིན། (སི་ཁྲོན་ཞིང་ཆེན་སྐྲན་ནད་སྨན་ཁང་གི་མཆིན་མཁྲིས་གཉེར་མའི་ཕྱི་ནད་ཚན་ཁག)

ཀྲོང་ཞང་། (སི་ཁྲོན་ཞིང་ཆེན་སྐྲན་ནད་སྨན་ཁང་བྲང་ཁའི་ཕྱི་ནད་ཚན་ཁག)

ཀྲའོ་ཕིན། (སི་ཁྲོན་ཞིང་ཆེན་སྐྲན་ནད་སྨན་ཁང་གི་ཕོ་བའི་ཕྱི་ནད་ཚན་ཁག)

ཀྲེང་དབྱང་ཁྲུན། (སི་ཁྲོན་ཞིང་ཆེན་སྐྲན་ནད་སྨན་ཁང་ལོང་གའི་ཕྱི་ནད་ཚན་ཁག)

ཀྲང་ཅན་ཧྲུའེ། (སི་ཁྲོན་ཞིང་ཆེན་སྐྲན་ནད་སྨན་ཁང་ནུ་ཞིན་ཚན་ཁག)

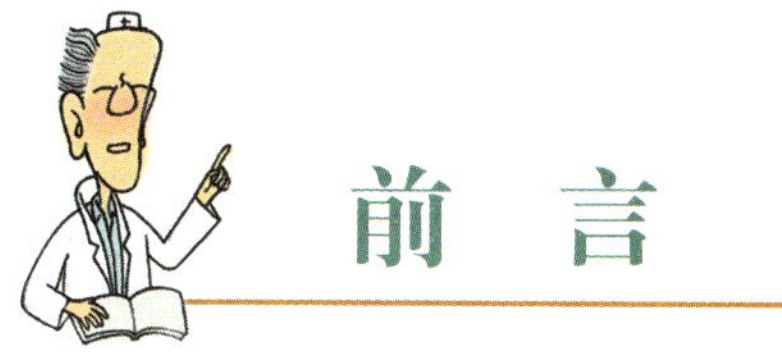

前言

癌症是当今社会面临的最严重的健康挑战之一，据国家癌症中心2024年发布的数据显示，2019年我国约有482万癌症新发病例和257万癌症死亡病例。

癌症预防和筛查意识不足是导致癌症发现过晚、疾病负担重、居民早死的主要原因。由于地理、文化、语言等方面的差异，民族地区群众往往对癌症防治知识了解更加不足，面临更大的健康风险。为提高民族地区群众抗击癌症的能力，四川省肿瘤医院特组织权威专家编写《“画”说肿瘤君》汉藏双语肿瘤防治一书。

本书选取10种我国常见癌症，包含肺癌、乳腺癌、胃癌、结直肠癌、肝癌、食管癌、子宫颈癌、甲状腺癌、前列腺癌和鼻咽癌，通过“肿瘤君”和“一声医生”两个卡通角色之间的对话，用通俗易懂的语言、生动形象的漫画讲解癌症的危害、预防方法、筛查方式、早期发现和治疗等知识。我们希望汉藏双语的出版形式能够帮助更多的民族地区群众树立正确的健康观念，了解预防和早期发现癌症的方法，提高对癌症防治重要性的认识。同时，也希望本书能够成为民族地区大众健康教育的有力工具，为促进民族地区卫生事业的发展做出贡献。

本书知识点主要参考国家卫生健康委员会疾病预防控制局指导、国家癌症中心组织编写的《癌症预防与筛查指南（科普版）》。由于编者水平有限，如有不当之处，敬请广大读者批评指正。

编者

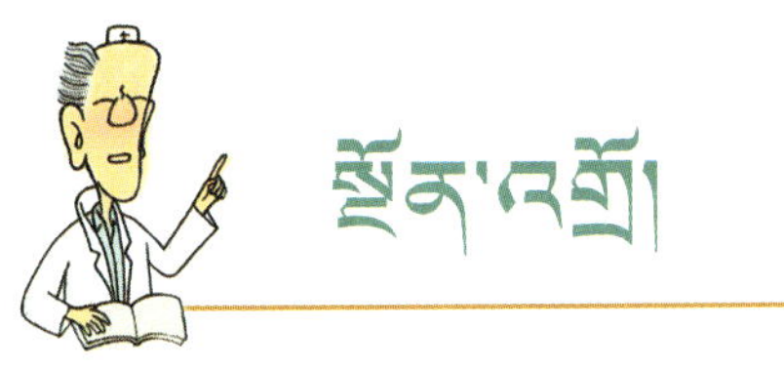

སྔོན་འགྲོ།

སྐྲན་ནད་ནི་དེང་སྐབས་ཀྱི་སྤྱི་ཚོགས་འཕྲད་པའི་བདེ་ཐང་གི་ཉེན་ཁ་ཆེ་ཤོས་ཀྱི་གྲས་ཡིན། རྒྱལ་ཁབ་སྐྲན་ནད་ལྟེ་གནས་ཀྱིས2024ལོར་ཁྱབ་བསྒྲགས་བྱས་པའི་གཞི་གྲངས་ལྟར་ན། 2019ལོར་རང་རྒྱལ་དུ་སྐྲན་ནད་གསར་དུ་ཐོག་པའི་ནད་པ་ཁྲི482དང་། སྐྲན་ནད་ཀྱིས་འདས་གྲོངས་ཕྱིན་པའི་ནད་པ་ཁྲི257ཙམ་ཡོད།

སྐྲན་ནད་བྱུང་བ་ཤེས་འཕྱི་བ་དང་། ནད་པའི་ཁུར་པོ་ལྕི་སྟེ་སྔོད་དམངས་སྡུ་མོ་ནས་ཆེ་ལས་འདས་པ་སོགས་ཀྱི་རྒྱུ་རྐྱེན་གཙོ་བོ་ནི་སྐྲན་ནད་སྔོན་འགོག་དང་འཚོག་བཤེར་གྱི་འདུ་ཤེས་མི་ཟབ་པར་འབྲེལ། ས་ཁམས་དང་རིག་གནས། སྐད་རིགས་སོགས་ཀྱི་ཁྱད་པར་དབང་གིས། མི་རིགས་ས་ཁུལ་གྱི་མང་ཚོགས་ཀྱིས་རྒྱུན་པར་སྐྲན་ནད་འགོག་བཅོས་ཀྱི་ཤེས་བྱར་རྒྱུས་ལོན་བྱས་པ་མི་འདང་བས་བདེ་ཐང་གི་ཉེན་ཁ་སྟེར་ལས་ཆེ་བར་འཕྲད་བཞིན་ཡོད། མི་རིགས་ས་ཁུལ་གྱི་མང་ཚོགས་ཀྱིས་སྐྲན་ནད་འགོག་བཅོས་ཀྱི་ནུས་པ་ཆེ་རུ་གཏོང་ཆེད། སི་ཁྲོན་ཞིང་ཆེན་སྐྲན་ནད་སྨན་ཁང་གིས་ཆེད་དུ་རིགས་གཅིག་མཁས་ཅན་མང་པོ་སྒྲིག་འཛུགས་ཀྱིས《རི་མོའི་ལམ་ནས་སྐྲན་ནད་གླེང་བ》ཞེས་པའི་རྒྱ་བོད་སྐད་གཉིས་ཀྱི་སྐྲན་ནད་འགོག་བཅོས་གླེག་དེབ་འདི་རྩོམ་སྒྲིག་བྱས་པ་ཡིན།

དེབ་འདི་རུ་རང་རྒྱལ་གྱི་རྒྱུན་མཐོང་སྐྲན་ནད་རིགས་བཅུ་བདམས་ཡོད། དེ་ནི་གློ་བའི་སྐྲན་ནད་དང་ནུ་མའི་སྐྲན་ནད། ཕོ་བའི་སྐྲན་ནད། རྒྱུ་ལག་གི་

སྐྲན་ནད། མཆིན་པའི་སྐྲན་ནད། མིད་པའི་སྐྲན་ནད། མངལ་སྐེའི་སྐྲན་ནད། ཨོལ་རྨེན་སྐྲན་ནད། ཆུ་རྨེན་གྱི་སྐྲན་ནད། སྣ་སྤྲིན་གྱི་སྐྲན་ནད་བཅས་ཡིན། དེབ་འདིར་སྤྱིར་བཏང་གི་མི་སྣའི་ཁ་བརྡ་དང་གོ་སླ་བའི་ཚིག་གིས་སྐྲན་ནད་ཀྱི་ཉེན་ཁ་དང་འགོག་བཅོས་ཐབས་ལམ། འཚག་བཤེར་བྱེད་ཐབས། སྔ་མོ་ནས་ངོས་འཛིན་ཐབས། སྨན་བཅོས་བྱ་ཚུལ་སོགས་ཀྱི་ཤེས་བྱ་ངོ་སྤྲོད་བྱས་ཡོད། ང་ཚོས་རྒྱ་བོད་ཤན་སྦྱར་གྱིས་དཔེ་སྐྲུན་བྱས་ཏེ་མི་རིགས་ས་ཁུལ་གྱི་མང་ཚོགས་ལ་ཡང་དག་པའི་བདེ་ཐང་མཛུབ་སྟོན་འབོག །སྐྲན་ནད་ཀྱི་སྔ་དུས་ངོས་འཛིན་དང་འགོག་བཅོས་ཐབས་ལམ་རྒྱུས་ལོན་ཐུབ་པ། སྐྲན་ནད་ཀྱི་གལ་ཆེའི་འགོག་ཐབས་རང་བཞིན་གྱི་འདུ་ཤེས་མཐོར་འདེགས་བྱུང་ན་སེམས་ལ། ཆབས་ཅིག་དེབ་འདི་མི་རིགས་ས་ཁུལ་ནས་མང་ཚོགས་ཀྱི་བདེ་ཐང་སློབ་གསོའི་རམས་འདེགས་སུ་གྱུར་ཏེ། མི་རིགས་ས་ཁུལ་གྱི་ལས་དོན་འཕེལ་རྒྱས་ལ་སྲི་ཞུ་ལེགས་པོ་ཡོང་བའི་རེ་སྨོན་བཅངས་ཡོད།

དེབ་འདིའི་རྒྱུ་ཆ་གཙོ་བོ་ནི་རྒྱལ་ཁབ་འཕྲོད་བསྟེན་བདེ་ཐང་ཨུ་ཡོན་ལྷན་ཁང་གི་ནད་རིགས་སྔོན་འགོག་ཚོད་འཛིན་ཐུས་ཀྱིས་མཛུབ་ཁྲིད་བྱས་ཤིང་། རྒྱལ་ཁབ་སྐྲན་ནད་ལྟེ་གནས་ཀྱིས་རྩོམ་འབྲི་བྱས་པའི《སྐྲན་ནད་སྔོན་འགོག་དང་འཚག་བཤེར་མཛུབ་སྟོན（ཚན་རིག་ཁྱབ་གདལ་པར་གཞི）》ཡིན། འདིར་རྩོམ་སྒྲིག་པའི་ཆུ་ཚད་དབང་གིས་མ་འདང་བ་དང་མ་རྟོགས་པའི་གནས་དུ་མ་ཡོད་ངེས་པས་རྒྱ་ཆེའི་ཀློག་པ་པོ་རྣམས་ཀྱིས་སྐྱོན་བརྗོད་གནང་རོགས་ཞུའོ། །

རྩོམ་སྒྲིག་པས།

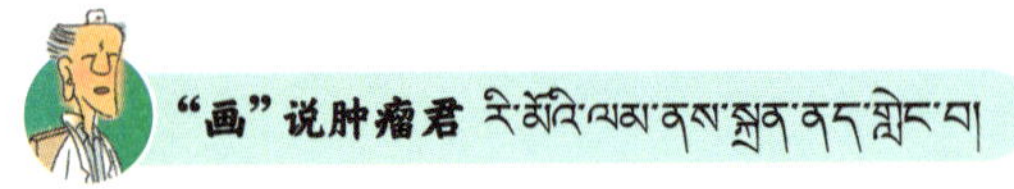

དཀར་ཆག
目 录

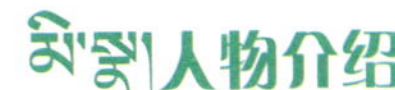

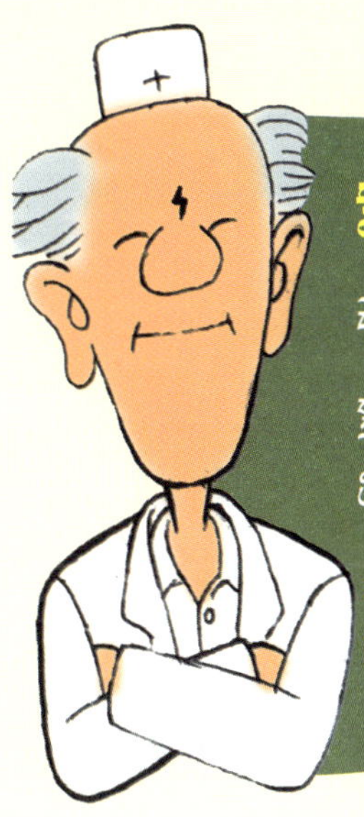

སྨན་པ། 一声医生

དེབ་འདིའི་ནང་གི་མི་སྣ་གཙོ་བོ། རིམ་པ་གསུམ་པའི་སྐྲན་ནད་ཆེད་ལས་ཚན་ཁག་གི་རིགས་གཅིག་མཁས་པ་ཡིན། སྐད་ཆ་བྱུང་རྒྱལ་མི་སྨྲ་བར་ཚིག་སྙན་ལ་དགོད་བྲོ།

本书的主角：一声医生，三级甲等肿瘤专科医院肿瘤防治权威专家，自信且狂放不羁，语言幽默诙谐。

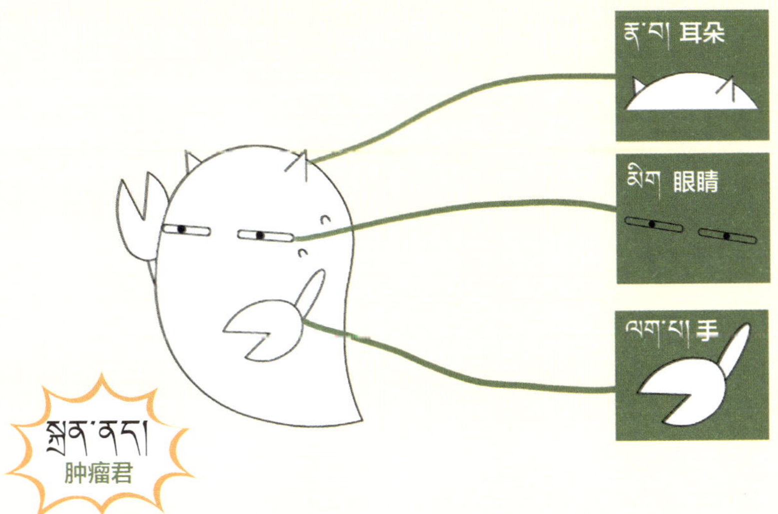

1 **གཟུགས་དབྱིབས།** མགོ་ལུས་གཅིག་ལ་འཛོང་དབྱིབས་ཅན་ཏེ། ཇ་མའི་རྔེ་འཕིགས། སྲོག་དང་གཤེད་མའི་འདྲེས་གཟུགས་ཡིན།

体形: 头身合一，近椭圆形，小尖尾，是精灵与幽灵的混合体。

2 **མིག** གྲུ་བཞི་ནར་མོ། རྒྱུན་པར་འོད་ལྗང་གུ་ཞིག་འཕྲོ་ལ། དཀྱིལ་དུ་ནག་ཐིག་ཆུང་ཆུང་ཡོད། རྒྱུན་པར་གོ་སྐབས་བཙལ་ཏེ་ཇེ་ཆེར་འགྲོ་བཞིན་ཡོད།

眼睛: 长条形，常泛着蓝色的光，中间小圆眼珠。看似不经意，但它随时在寻找机会，想要发展壮大。

3 **རྣ་བ།** ཐོས་ཚོར་སྐྱེན།

耳朵: 精灵耳。

4 **ལག་པ།** སྡིག་སྲིན་གྱི་ལག་པ་དང་འདྲ། དཔུང་བ་དང་ལུས་པོ་འབྲེལ་ཡོད། སྐྲན་ནད་ལ་དབྱིན་ཡིག་གིས"cancer"ཟེར། ལ་ཏིང་སྐད་ནང"cancer"ནི་སྡིག་སྲིན་གྱི་དོན་ཡིན། སྐྲན་ནད་ནི་སྡིག་སྲིན་ལ་དཔེ་ལེན་མཁན་ནུབ་ལུགས་གསོ་རིག་གི་རྨང་གཞིང་མཁན་ཞི་པའོ་ཁྲུ་ལ་ཏི་ཡིན། ཁོང་གིས་སྐྲན་ནད་ངན་པ་ནི་སྡིག་སྲིན་ལ་མཚུངས་པར་འདོད།

手: 似螃蟹的大钳，通过一节臂与身体相连。癌症的英语为“cancer”，而在拉丁语中“cancer”就是螃蟹的意思，先将癌症比作螃蟹的人是西医奠基人希波克拉底，他觉得恶性肿瘤长得像螃蟹。

5 **ཁ།** རྒྱུན་པར་མེད།

嘴: 常无。

6 **གདོང་།** དུས་ངེས་མེད་དུ་འབྲུམ་བུ་ཆུང་ཆུང་ཡོད་ལ། དེ་ནི་སྐྲན་ནད་ཀྱི་གསོན་ཤུགས་རེད།

面部: 时不时有几颗青春痘，表现肿瘤君的活力。

སྐྲན་ནད་ཀྱི་ངོས་འཛིན།

认识肿瘤君

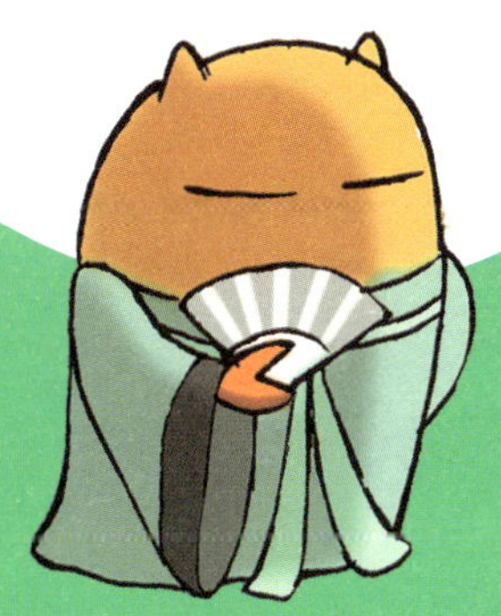

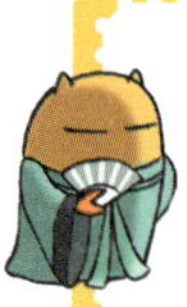

སྐྲན་ནད་ཀྱི་རང་བཞིན། 肿瘤君的自白

སྐྲན་ནད་ནི་སྐྲན་གྱི་ཕྲ་ཕུང་གྲངས་མེད་ཀྱིས་གྲུབ་པ་རེད།

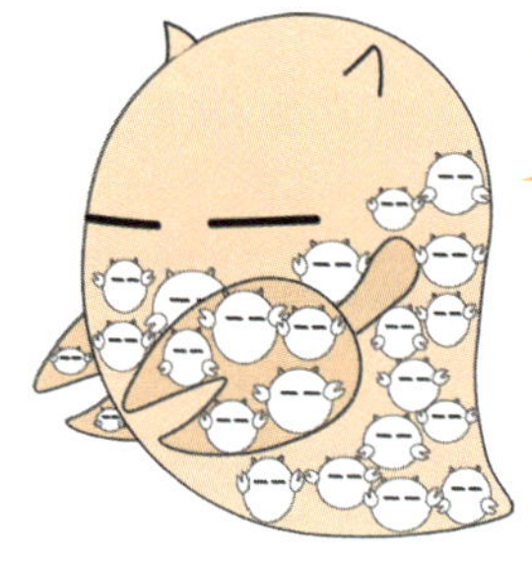

ང་ནི་སྐྲན་ནད་ཚང་མའི་ཚབ་ཡིན།

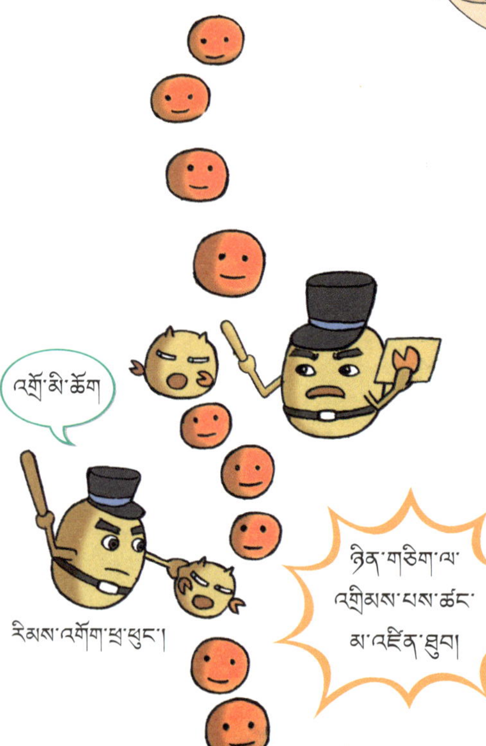

དོན་དངོས་སུ་མིའི་ལུང་ཕུང་ནང་ཉིན་རྒྱུན་སྐྲན་ནད་ཀྱི་ཕྲ་ཕུང་འབྱུང་བཞིན་ཡོད། སྤྱིར་བཏང་གི་གནས་ཚུལ་འོག །སྐྲན་ནད་ཀྱི་ཕྲ་ཕུང་འདི་དག་ལུས་པོའི་རིམས་འགོག་ནུས་སྟོབས་ཀྱིས་འགོག་བཅོས་དང་གཙང་སེལ་བྱས་ཏེ། ལུས་པོ་བདེ་སྙོམས་འབྱུང་བཞིན་ཡོད།

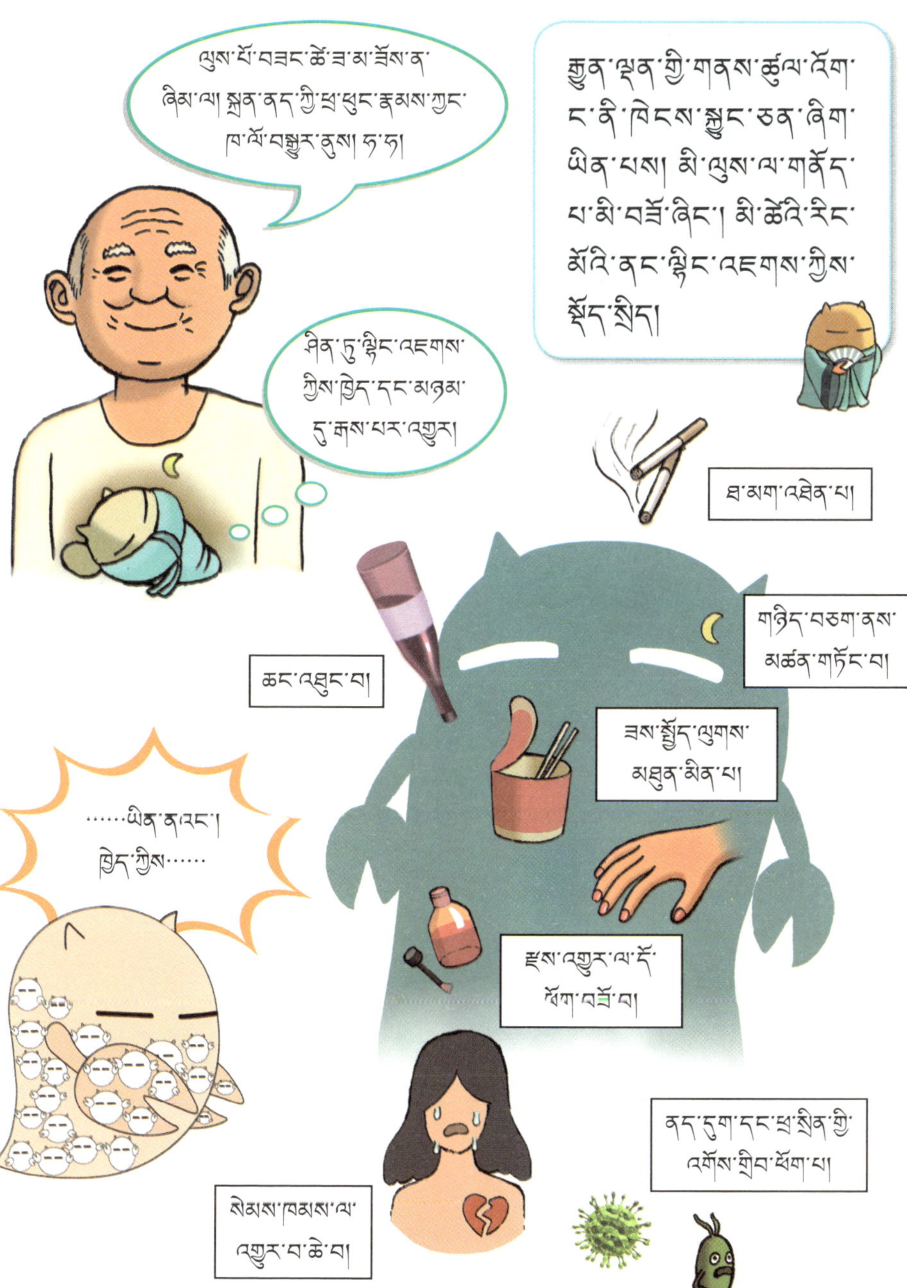
ལུས་པོ་བཟང་ཚེ་ཟ་མ་ཟོས་ན་
ཞིམ་ལ། སྐྲན་ནད་ཀྱི་ཕྲ་ཕུང་རྣམས་ཀྱང་
ཁ་ལོ་བསྒྱུར་ནུས། ཏ་ཏ།
རྒྱུན་ལྡན་གྱི་གནས་ཚུལ་འོག་
ང་ནི་ཁེངས་སྐྱུང་ཅན་ཞིག་
ཡིན་པས། མི་ལུས་ལ་གནོད་
པ་མི་བཟོ་ཞིང་། མི་ཚེའི་རིང་
མོའི་ནང་ལྷིང་འཇགས་ཀྱིས་
སྡོད་སྲིད།
ཤིན་ཏུ་ལྷིང་འཇགས་
ཀྱིས་ཁྱེད་དང་མཉམ་
དུ་རྒས་པར་འགྱུར།
ཐ་མག་འཐེན་པ།
ཆང་འཐུང་བ།
གཉིད་བཅག་ནས་
མཚན་གཏོང་བ།
ཟས་སྤྱོད་ལུགས་
མཐུན་མིན་པ།
……ཡིན་ནའང་།
ཁྱེད་ཀྱིས……
རྫས་འགྱུར་ལ་དོ་
ཕོག་བཟོ་བ།
ནད་དུག་དང་ཕྲ་སྲིན་གྱི་
འགོས་ཁྱབ་ཕོག་པ།
སེམས་ཁམས་ལ་
འགྱུར་བ་ཆེ་བ།

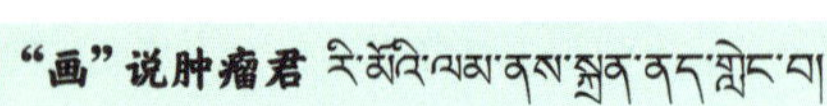

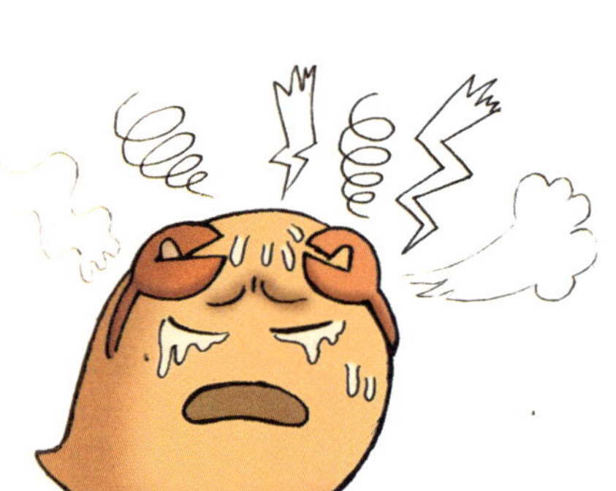

འཚོ་བའི་སྤྱོད་ལམ་མི་ལེགས་པའི་སྣང་ཚུལ་འདི་དག་ལོ་ནས་ཟླ་ལྟར་བསགས་ཚོ། སྐྲན་ནད་ཀྱི་ཕྲ་ཕུང་ལ་སྒྱུ་བྱུར་གྱི་འགྱུར་བ་བཟོ་སྲིད།

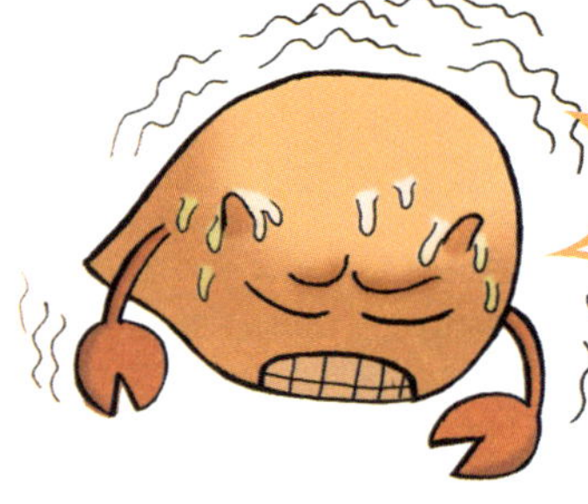

སྐྲན་ནད་ཀྱི་ཕྲ་ཕུང་ཇེ་མང་ལ་སྒྱུར་ཏེ་ཚོད་འཛིན་མི་ནུས་ལ། མི་ལུས་ལ་དབང་བསྒྱུར་འདོད་པའི་ནད་གདོན་དུ་འགྱུར་སྲིད།

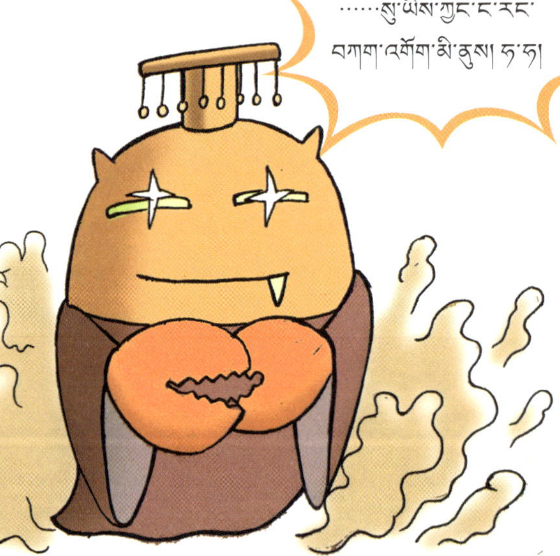

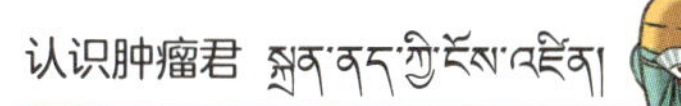

ང་ནི་གཡོ་སྒྱུ་ཆེ་ལ། རྫུ་བག་ལ་མཁས་ཤིང་། ཉེན་ཁ་ཆེ་ལ་རྗོག་དཔྱོད་བྱས་ཀྱང་བཙལ་མི་ནུས། རིམས་འགོག་ནུས་པའི་གཙང་སེལ་ལས་གཡོལ་ནུས།

འདི་འདྲའི་ང་ནི་སུ་ཡིས་ཤེས་ཐུབ་བམ།

འདི་སུ་རེད་དམ།

རང་མི་རེད།

ངའི་རེད། ངའི་རེད། ཚང་མ་ངའི་རེད།

སུ་ཞིག་གིས་ང་ལ་ཐོག་ཐུག་བཟོས་ན། བདག་གིས་དེ་ལ་མི་ཚེའི་རྒོལ་ལན་སྤྲོད།

བདག་གིས་རྒྱུན་ལྡན་གྱི་རྩ་ལག་དང་དབང་པོའི་སྟོང་ཆ་དབང་བསྒྱུར་ཐུབ་པར་མ་ཟད། ད་དུང་རྒྱང་བསྐྱོད་ཉེ་རྒོལ་སོགས་བྱ་ནུས།

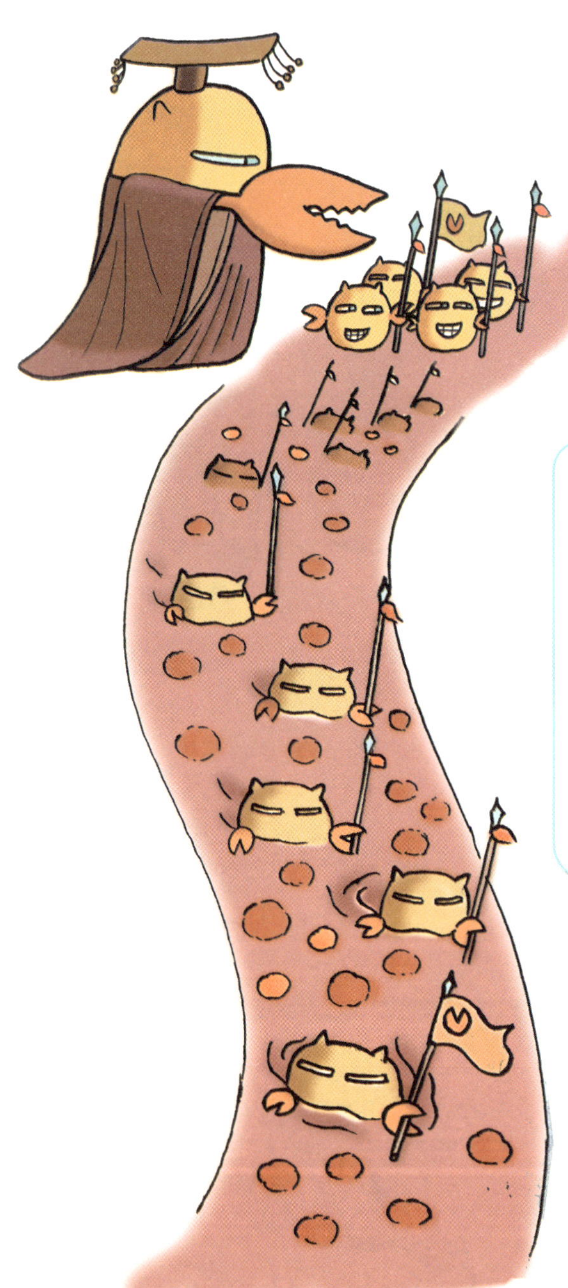

ཁྲག་གཞིར་དང་གཞིར་རྨེན་གྱི་མ་ལག་བརྒྱུད་ནས་ལུས་པོའི་རྩ་ལག་དང་དབང་པོ་གཞན་གྱི་ཁྲོད་ཞུགས་ཏེ། གསང་བའི་རྟེན་གཞི་གསར་པ་འཛུགས་ནུས། འདི་ལ་མི་རྣམས་ཀྱིས་བརྒྱུད་འགོས་ཞེས་འབོད།

ཇི་ལྟར་སྐྲན་ནད་ངན་པའི་གྲུབ་ཆ་འགོག་ཐུབ།

དེའི་ལན་ནི་ཤིན་ཏུ་སླ་མོ་ཡིན་ཏེ། དུ་ཚང་གཙོད་པ་དང་། ཟས་སྤྱོད་མཐུན་པ། སེམས་ཁམས་བརྟན་པ། མཚན་གཏོང་མི་བྱེད་པར་གཉིད་འདང་ཙམ་བརྟེན་པ། ལུས་པོར་སྦྱོང་བརྡར་བྱེད་པ་སོགས་འཚོ་བའི་སྤྱོད་ལམ་ལེགས་པོ་ཆགས་སུ་འཇུག་དགོས།

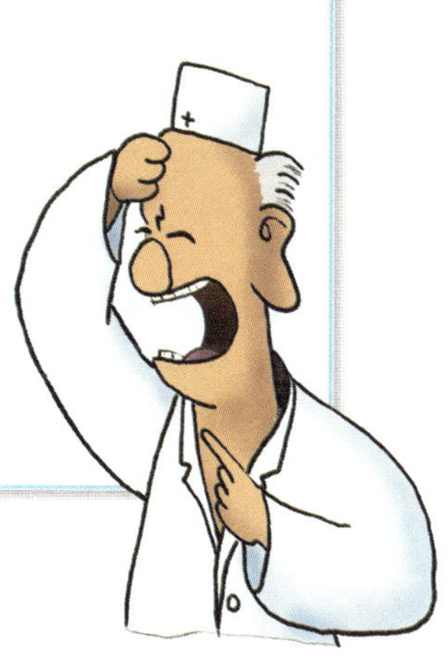

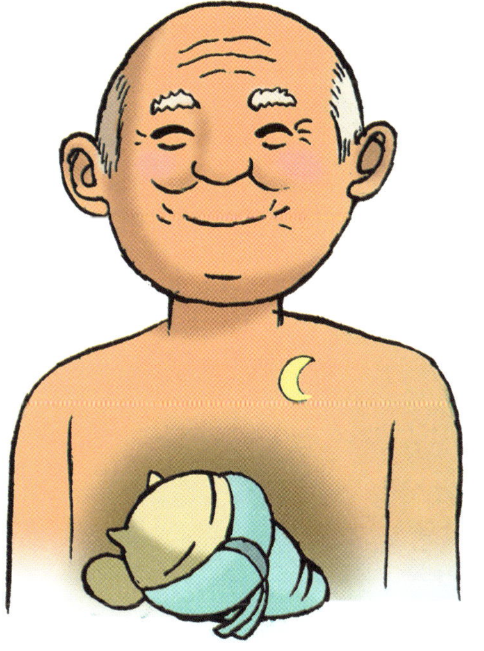

ཟུར་སྐུལ། 温馨提示

དུས་ནམ་ཡང་སྐྲན་ནད་ཀྱི་ཕྲ་ཕུང་ལྷིང་འཇགས་ཀྱིས་གནས་སུ་འཇུག་འདོད་ཚེ། ཁྱེད་ཀྱིས་ལུས་པོའི་ལྗི་ཚད་ངོ་མཉམ་དང་འཚོ་བའི་སྤྱོད་ལམ་ལེགས་པ། སེམས་ཁམས་བདེ་སྙོམས་བཅས་ལ་འབད་འབུངས་བྱ་དགོས།

要想肿瘤君永远做个安静的“谦谦君子”，请保持标准的体重、良好的生活习惯及平和的心态。

སྐྲན་ནད་ཀྱི་མཐའ་འབྲས་གསུམ།

肿瘤君的三个归宿

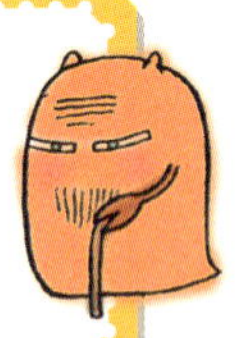

སྐྲན་ནད་ལས་སུམ་ཆའི་གཅིག་སྔོན་འགོག་ཐུབ།

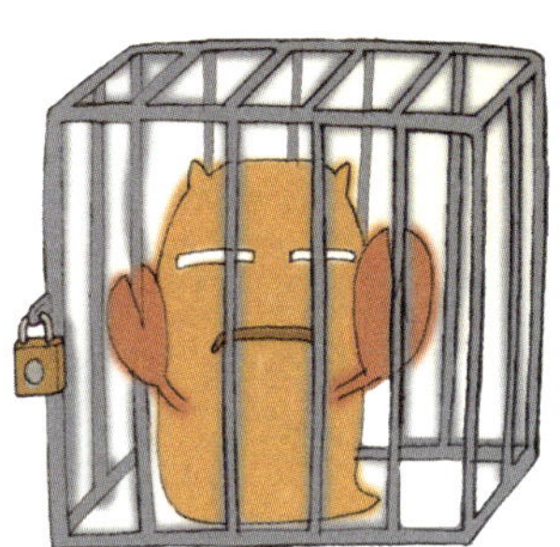

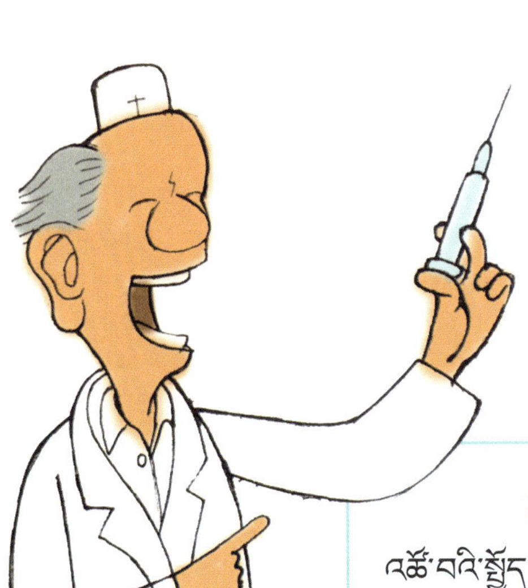

སྐྲན་ནད་སྔོན་འགོག

འཚོ་བའི་སྤྱོད་ལམ་ཇེ་ལེགས་སུ་གཏོང་བ།
རིམས་འགོག་ཁབ་བརྒྱག་པ།
སྐྲན་ནད་ཀྱི་དབྱུག་སྲིན་ལ་བརྟག་པ།
……
སྐྲན་ནད་ནི་སྔོན་འགོག་བྱས་ཆོག་པ་ཞིག་རེད།

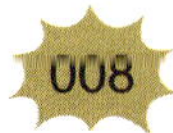

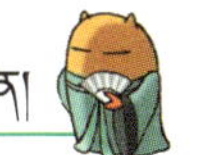

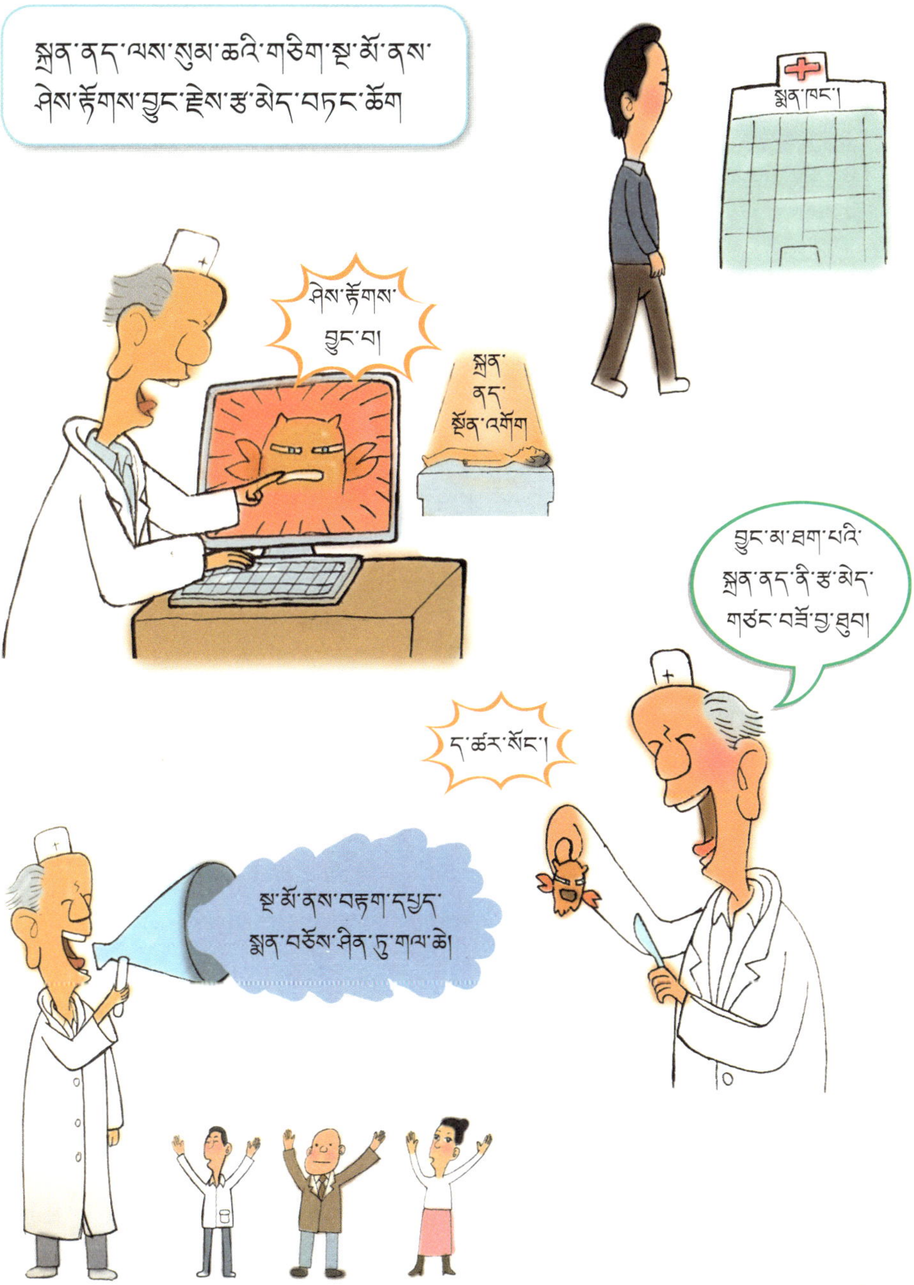

སྐྲན་ནད་ལས་སླུམ་ཚའི་གཅིག་སྤུ་མོ་ནས་
ཞིབ་རྟོགས་བྱུང་རྗེས་རྩ་མེད་བཏང་ཚོག

སྨན་ཁང་།

ཞིབ་རྟོགས་
བྱུང་བ།

སྐྲན་
ནད་
སྔོན་འགོག

བྱུང་མ་ཐག་པའི་
སྐྲན་ནད་ནི་རྩ་མེད་
གཙང་བཟོ་བྱ་ཐུབ།

ད་ཚར་སོང་།

སྤུ་མོ་ནས་བརྟག་དཔྱད་
སྨན་བཅོས་ཞིན་ཏུ་གལ་ཆེ།

སྐྲན་ནད་ལས་སྲུམ་ཆའི་གཅིག་ལ་ད་ལྟའི་སྨན་བཅོས་ཐབས་ལམ་བརྟེན་ན་ནད་པའི་ཚེ་སྲོག་བསྲིངས་ཐུབ་ལ། ན་ཟུག་ཇེ་ཉུང་དུ་བཏང་བ་དང་། འཚོ་བའི་སྤུས་ཀ་ཇེ་ལེགས་སུ་བསྒྱུར་ཐུབ།

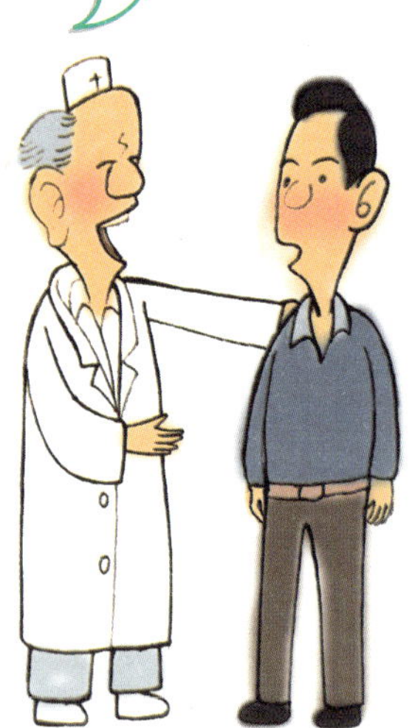

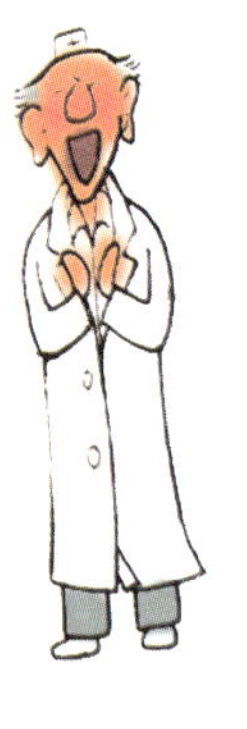

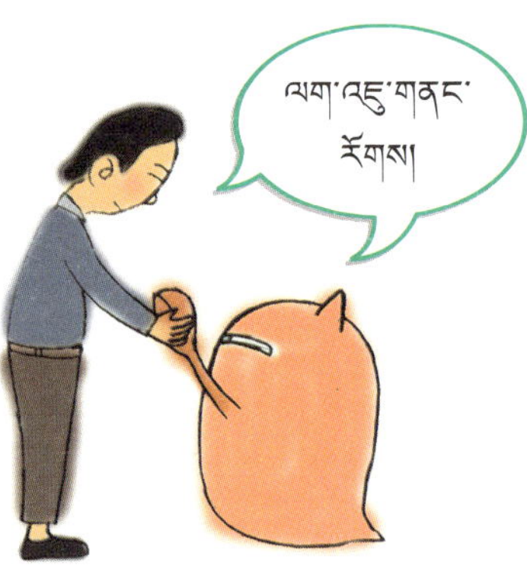

སྨན་བཅོས་རོགས་སྐྱབ་ཀྱིས་སྐྲན་ནད་དང་ཞི་མཐུན་མཉམ་གནས་བྱས་ཆོག

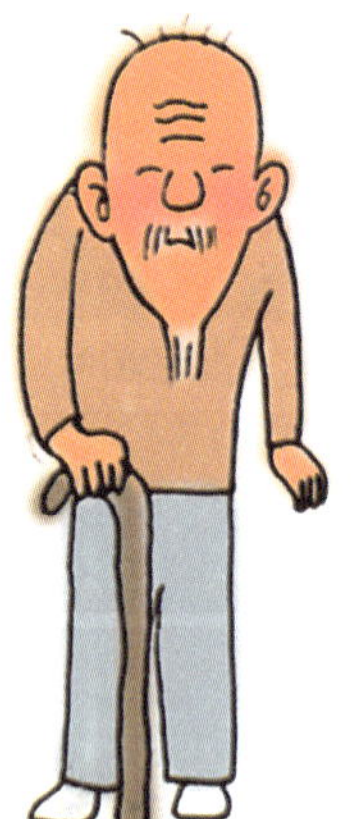

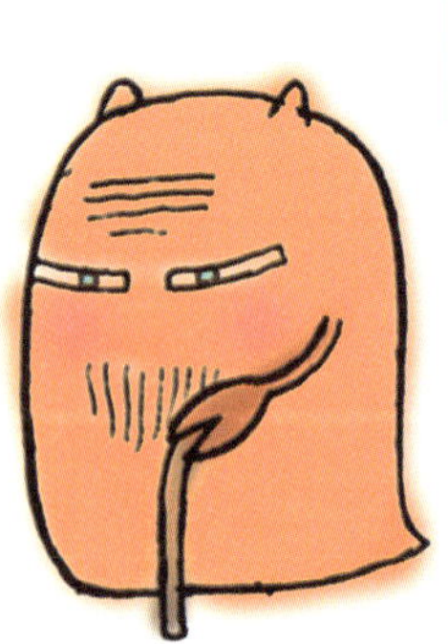

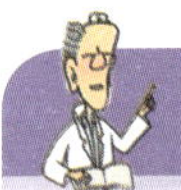

ཟིན་བྲིས། 温馨提示

སྐྲན་ནད་ནི་སྔོན་འགོག་དང་སྨན་བཅོས་བྱས་ཆོག

肿瘤是可防可治的!

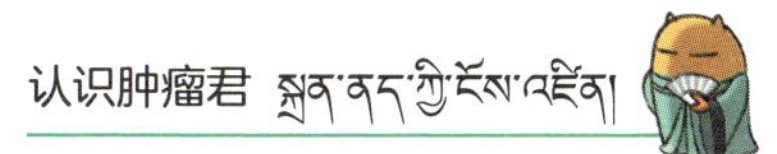

སྔ་མོ་ནས་སྐྲན་ནད་ངོས་འཛིན་པ།
早识肿瘤君

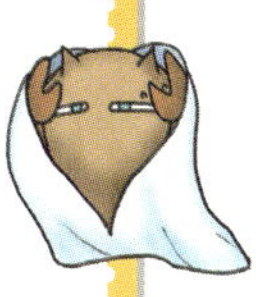

སྐྲན་ནད་ཀྱི་ཐོག་མའི་བྱུང་ཚད་ལ་ནད་རྟགས་ཅི་ཡང་མེད།

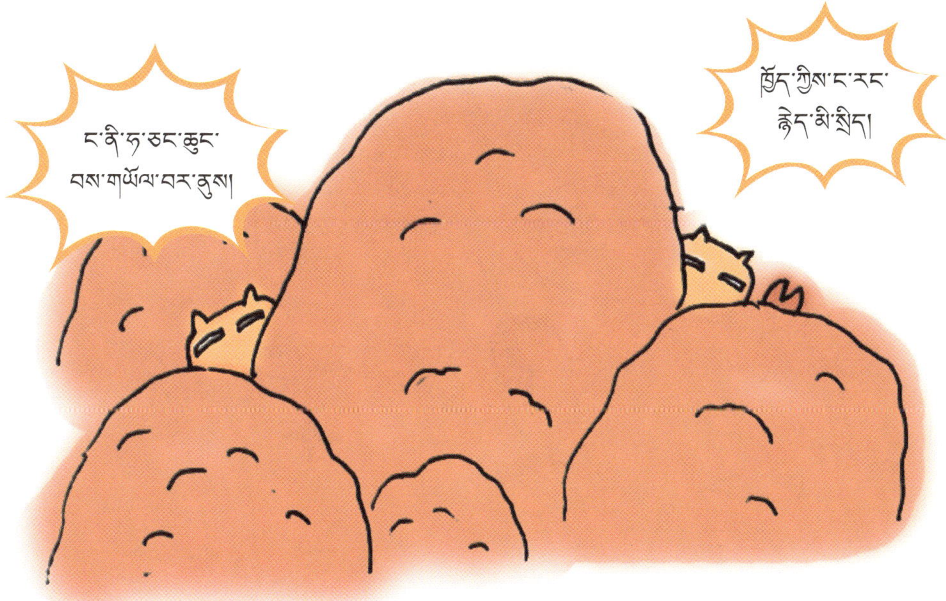

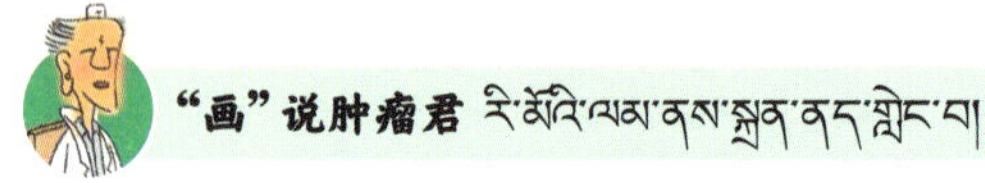

ཚད་མཐུན་གྱི་ལུས་པོའི་བརྟག་དཔྱད་ཀྱིས་སྐྲན་ནད་ཡོད་མེད་ཤེས་ཐུབ།

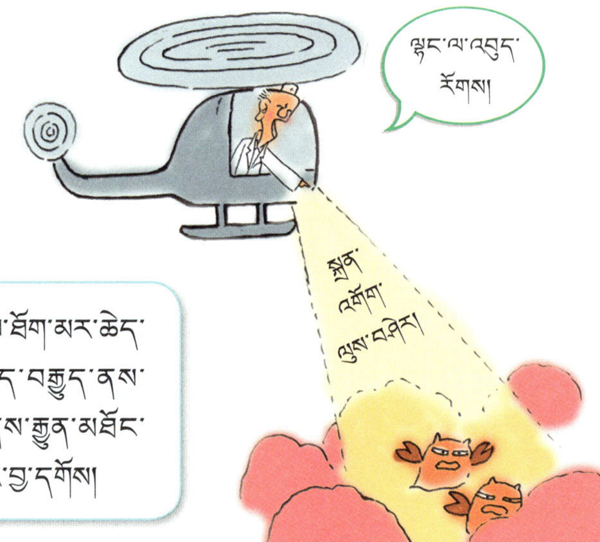

སྐྲན་འགོག་ལུས་བཤེར་ལ་ཐོག་མར་ཆེད་མཁས་པས་བརྟག་དཔྱད་བརྒྱུད་ནས་ཤེས་དགོས། དེའི་རྗེས་ནས་རྒྱུན་མཐོང་གི་སྐྲན་ནད་འཚག་བཤེར་བྱ་དགོས།

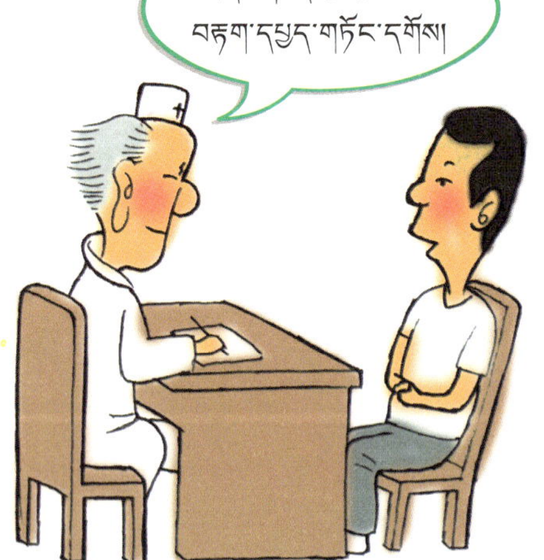

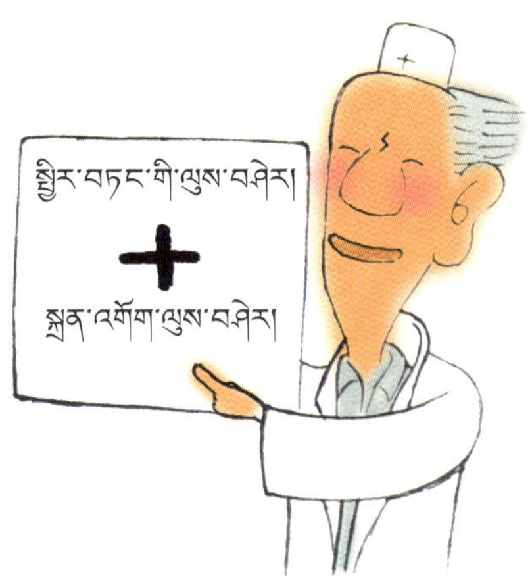

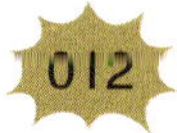

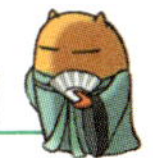

སྐྲན་ནད་ཀྱི་ཉེན་ཁའི་རྒྱུ་ཚོགས་ལ་གཞིགས་ཏེ། མི་གཅིག་གིས་ལོ་གཅིག་ནང་སྐྲན་ནད་མི་འདྲ་བར་དམིགས་ནས་སྐྲན་ནད་བརྟག་དཔྱད་ཀྱི་རྣམ་གྲངས་མི་འདྲ་བ་བསྟེན་ཆོག །སྐྲན་ནད་སྔོན་འགོག་གི་བརྟག་དཔྱད་ལ་སྦྱོར་ཚད་དམའ་བའིCTབརྟག་དཔྱད་དང་། སྐྲན་ནད་ཀྱི་ཚབ་རྟགས་རྫས་བཤེར། འཇུ་ལམ་ནང་གི་ཤེལ་བཤེར་སོགས་ཡོད། ......

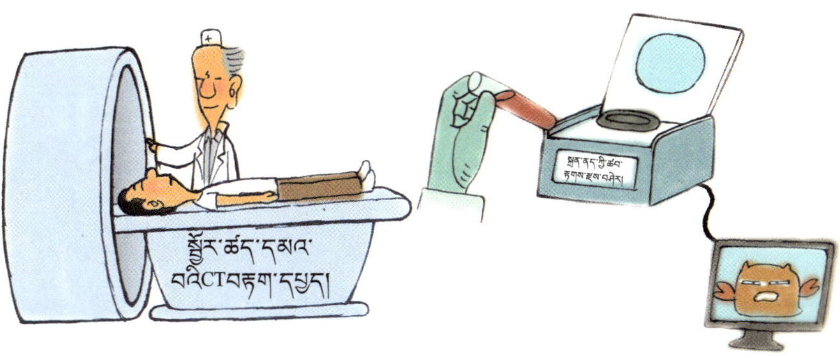

མིག་སྔོན་ལག་རྩལ་ཐབས་ཤེས་ཀྱིས་རྒྱུན་མཐོང་གི་སྐྲན་ནད་ཕལ་ཆེ་བའི་ཐོག་མའི་སྣང་ཚུལ་ཤེས་ཐུབ། སྐྲན་ནད་སྔོན་འགོག་གི་ལུས་བཤེར་ལ་ཚད་མཐོ་བའི་ཆེད་ལས་ཀྱི་བླང་བྱ་ཡོད་པས། རབ་ཡིན་ན་ཚད་ལྡན་སྨན་ཁང་ནས་ལུས་པོར་བརྟག་དཔྱད་གཏོང་དགོས།

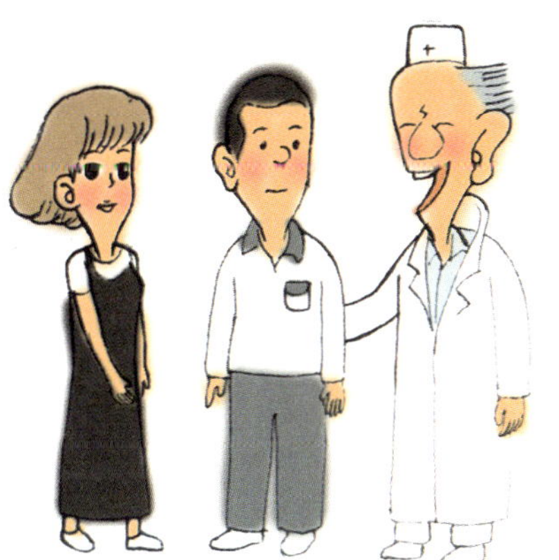

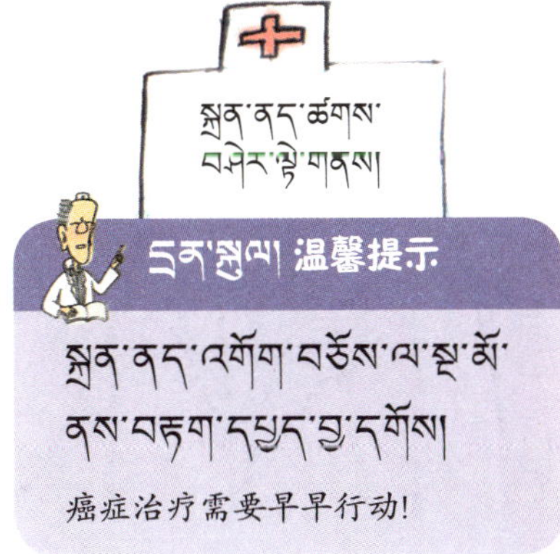

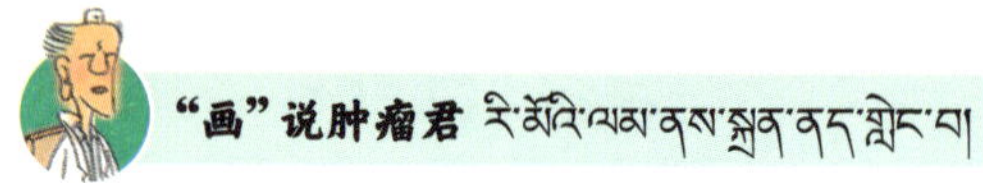

སྐྲན་ནད་ཀྱི་རྒྱུན་མཐོང་མངོན་ཚུལ་དང་པོ།

肿瘤君的常见表现一

ཕྲུ་བའི་གཟུགས་མདོག་ནི་ཅི་ཞིག་རེད་དམ། ལུས་གསེང་ན་གབ་ཏུ་སྦས་པའི་སྐྲན་རྫོག་བྱུང་ཚེ་དོགས་ཟོན་ནན་མོ་བྱ་དགོས། ཐོག་མའི་སྐབས་སུ་ན་ཟུག་མེད་ལ། ཟ་འཕྲུག་དང་། དམར་པོར་གྱུར་ནས་ཚ་ཟུག་ཀྱང་མེད།

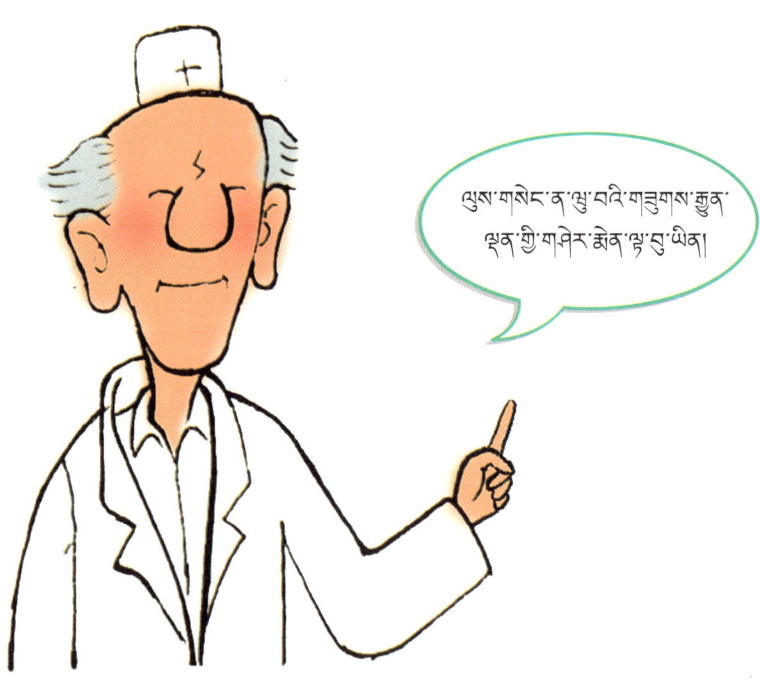

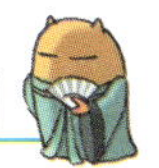

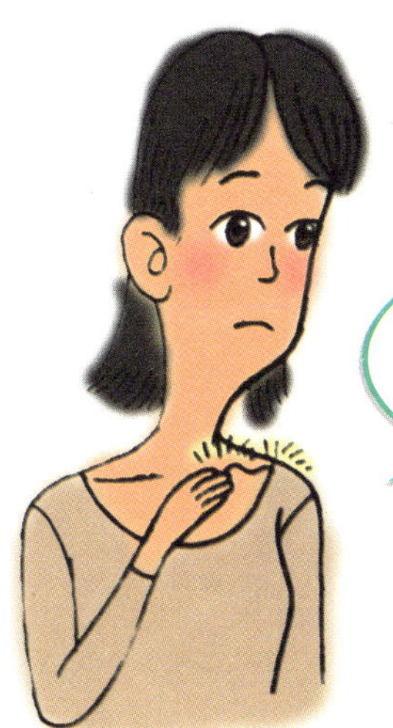

ཨ་ཙི། འདི་རུ་ཅི་ཞིག་སྐྲེས་ཡོད་དམ།

སྐེ་རྨེན་ནི་ལས་སླ་པོས་ངེས་སླ།

མཆན་འོག་གི་ཤ་རྨེན་ནི་རྒྱུན་པར་ལུས་པོ་དཀྲུ་སྐབས་ཤེས་ཐུབ།

ཀྱེ་མ་ཀྱེ་ཧུད།

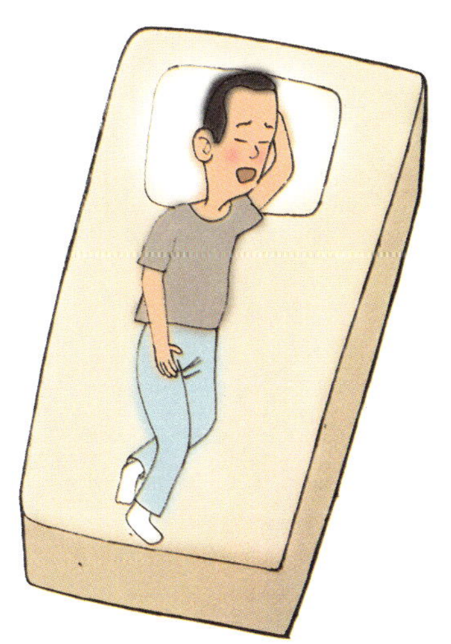

རྐང་པའི་བརླ་རྐང་ནང་གི་ཤ་རྨེན་ནི་ལས་སླ་མོས་ཤེས་ཐུབ།

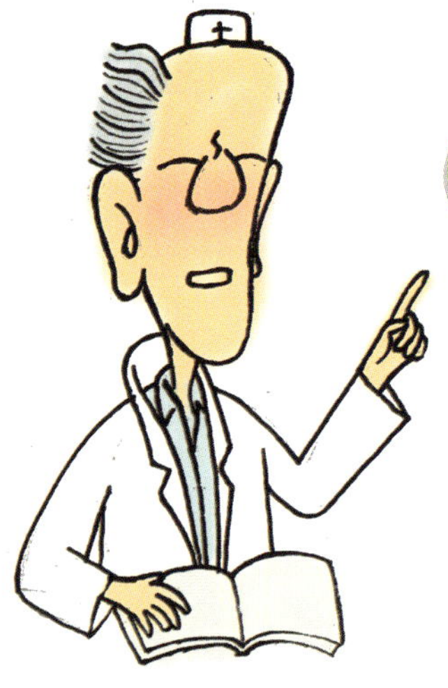
ལུས་གསེང་གི་ལྷུ་བའི་གཟུགས་ནི་
སྐྲང་འབུར་གྱི་རྣམ་པ་ཡིན།

མིག་དང་རྣ་བ། སྣ་བ། ལྐྱེ་སོགས་
དབང་པོའི་ཚོར་ཤེས་ལས་སླ་
མོའི་འགྱུར་སྲིད།

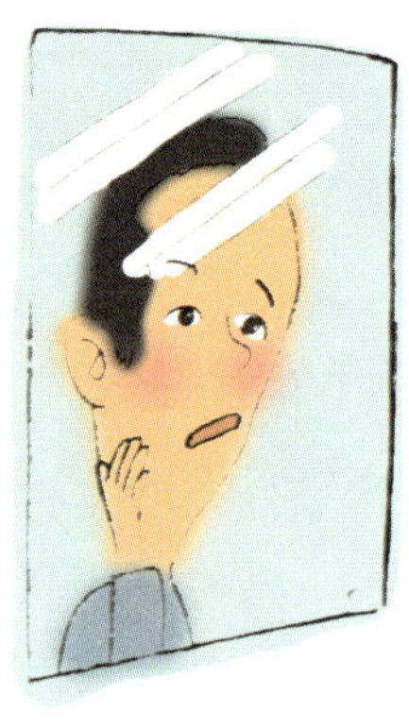
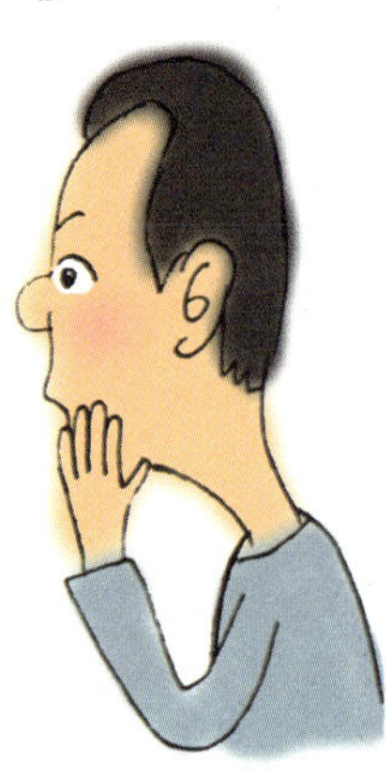
སྡོན་ཆད་ལ་བསྡུར་
ཚོ་ཇེ་ཆེར་གྱུར་འདུག

འགྲམ་རྐེན་ཆེན་པོ་ཐོན་པ་ནི་ཁྱོད་
ཀྱི་ཞལ་དབྱིབས་ཇེ་ཆེར་སོང་བ་མིན་
པར། ལྷུ་གཟུགས་སྐྲེས་པ་ཡིན་རེས།

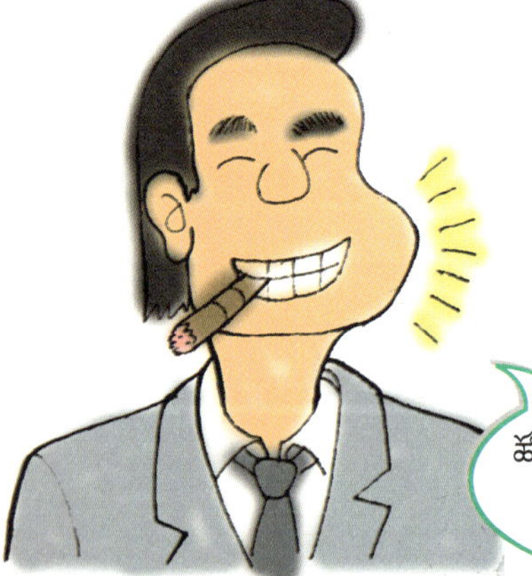
ཚོར་བ་ལ་ཞལ་དབྱིབས་ཇེ་
ཆེར་གྱུར་སོང་།

མགྲིན་པ་ཇེ་ཆེར་གྱུར་ཏེ་ཡག་པོ་མེད་པར་མ་ཟད་ཤ་རྨེན་གྱི་གཟུགས་ཐོན་པའང་ཡིན་སྲིད།

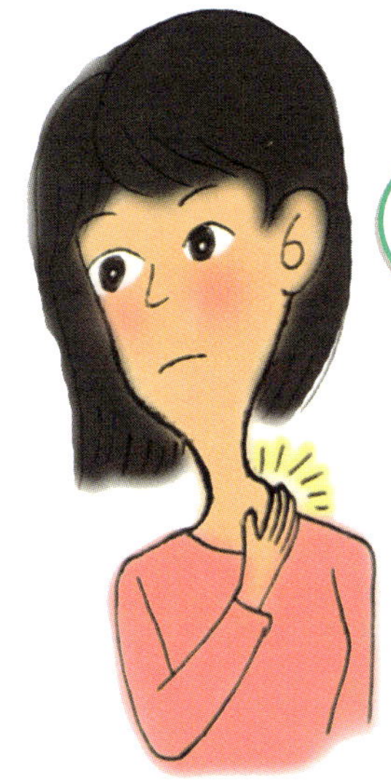

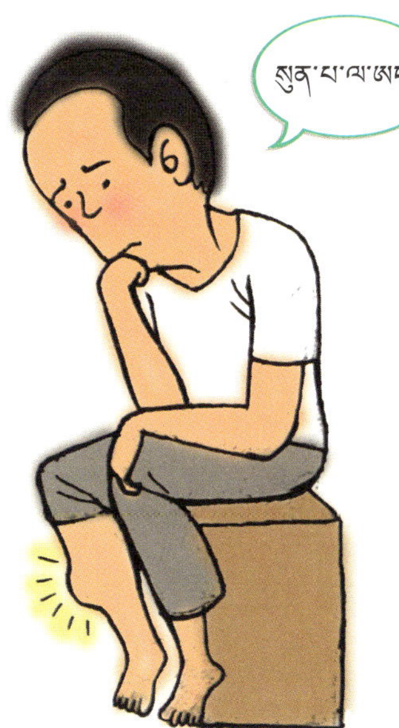

རྐང་ལག་གི་སྟེང་ནས་སྐྱེས་པའི་སྐྲང་འབུར་དང་ལྷུ་བའི་གཟུགས་ལ་སོགས་ནི་རུས་པ་སྐི་འགྱུར་སོགས་ཀྱི་སྐྲན་ནད་ལ་འབྲེལ་བ་ཡོད།

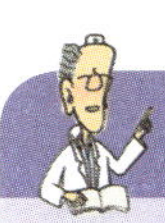

དྲན་སྐུལ། 温馨提示

ཟ་འཕྲུག་དང་ན་ཟུག་མེད་པའི་སྐྲང་འབུར་སོགས་སྔ་མོ་ནས་སྨན་པར་སྟོན་དགོས།

发现不痛不痒的包包请尽早就医！

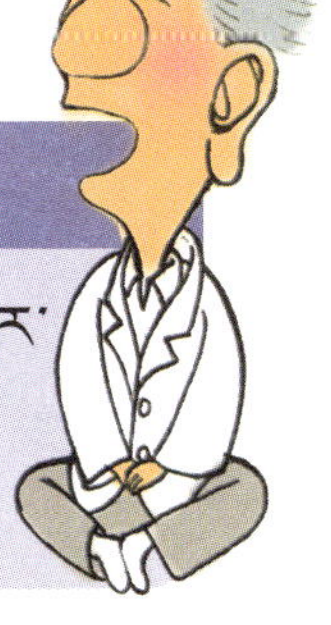

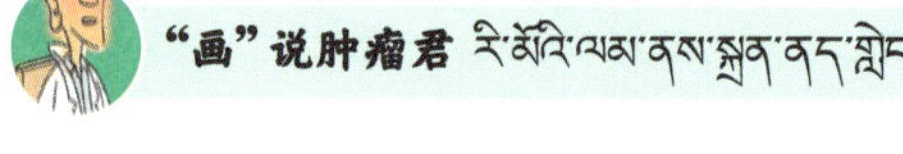

སྐྲན་ནད་ཀྱི་རྒྱུན་མཐོང་མངོན་ཚུལ་གཉིས་པ།

肿瘤君的常见表现二

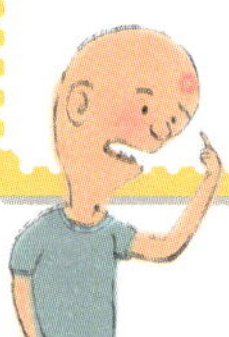

ཤ་སྐྱིའི་ངོས་ཀྱི་ཤ་རྨེན་ནག་པོ་དང་རྨ་ཁ་སོགས་
དུས་ཐུང་ནང་ནག་པོ་དང་ཇེ་ཆེར་འགྱུར་བ།

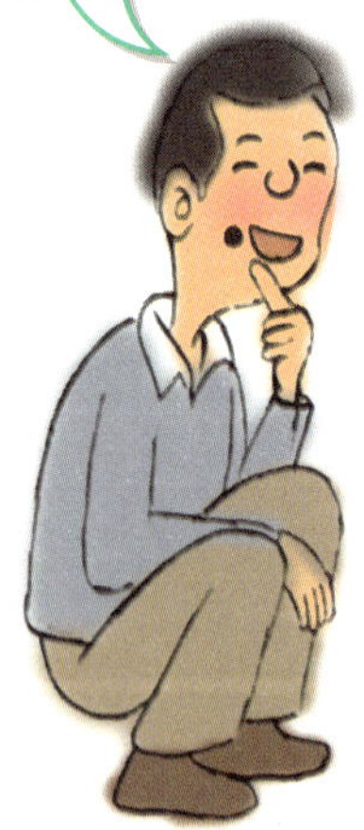

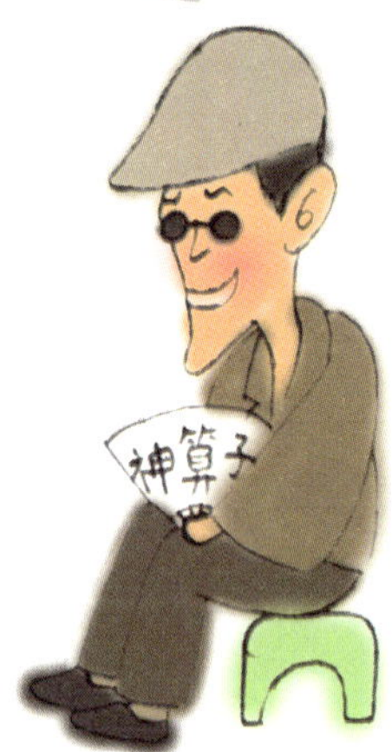

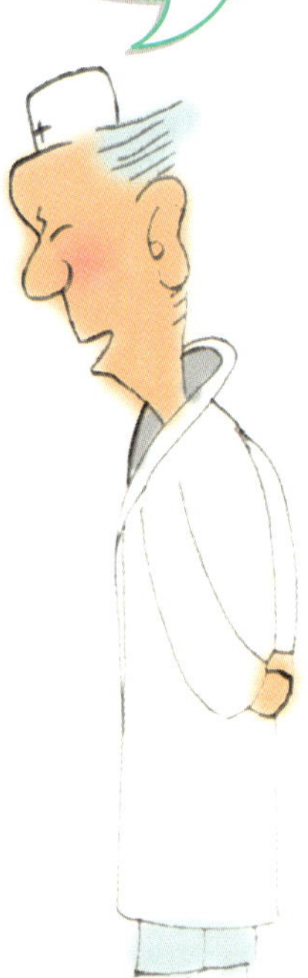

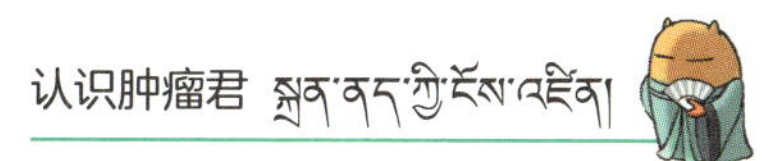

པགས་པ་དང་འབྲུར་སྐྱི་ཡུན་རིང་ལ་མ་སོས་པས་རྡུལ་འགྱུར་ནད་འབྱུང་།

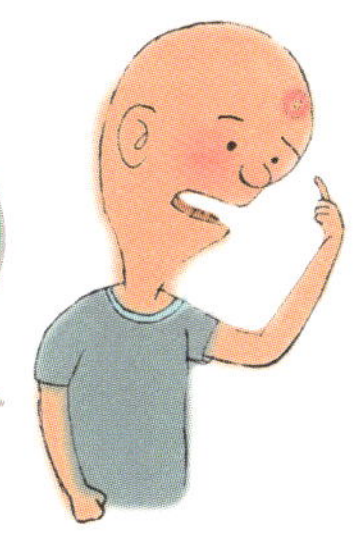

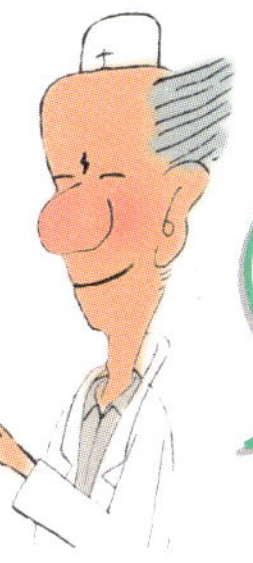

སྐྱག་པ་གཏོང་སྟོལ་འགྱུར་བའམ་ཁྲག་ཡོད་པ།

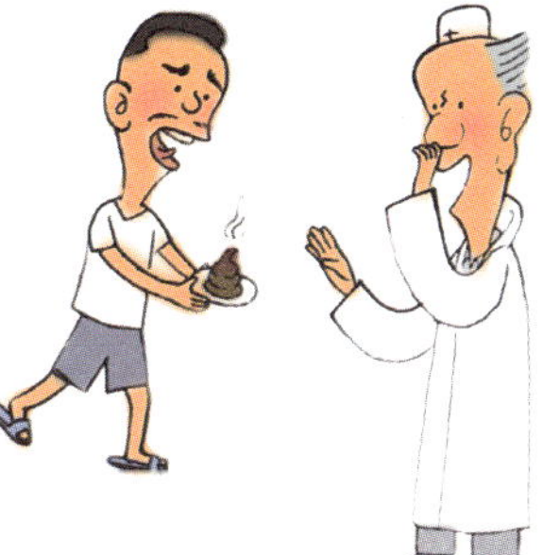

གཤང་ལམ་ནས་ཁྲག་ཐོན་པའམ་འཁྲིག་སྤྱོད་སྐབས་ཁྲག་ཐོན་པ།

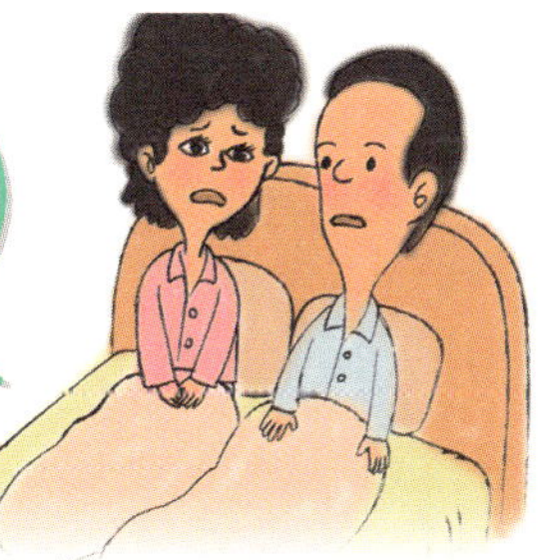

ན་ཟུག་མེད་པར་གཅིན་ཁྲག་བརྫོལ་བའམ། གཅིན་གཏོང་མི་ཐུབ་པ།

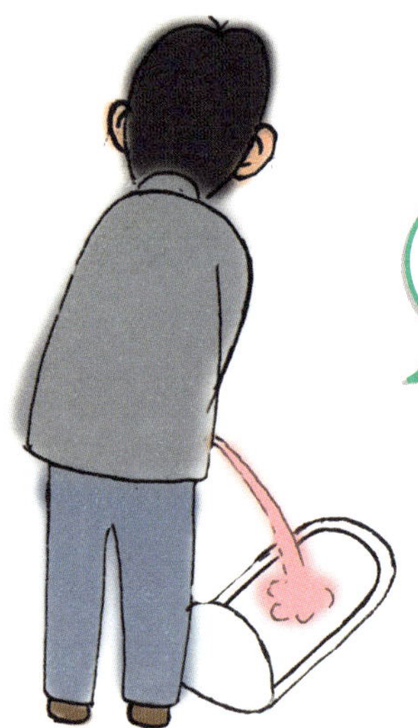

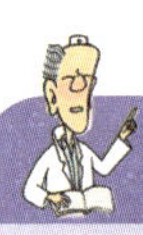

ཟབ་སྐུལ། 温馨提示

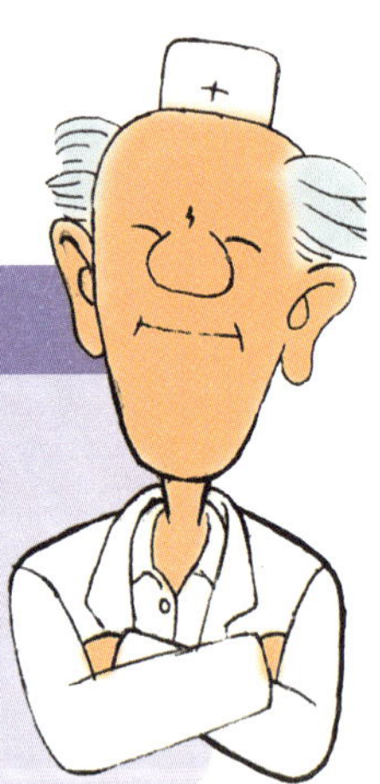

གོང་གི་ནད་རྟགས་བྱུང་ཚེ་མྱུར་མོར་སྨན་ཁང་དུ་ཕྱིན་ནས་ནད་ཞིབ་བྱེད་དགོས། སྐྲན་ནད་ལ་དོགས་ཟོན་བྱ་དགོས།

出现以上症状请一定尽快去医院就诊，警惕癌变！

སྐྲན་ནད་ཀྱི་རྒྱུན་མཐོང་མངོན་ཚུལ་གསུམ་པ།

肿瘤君的常见表现三

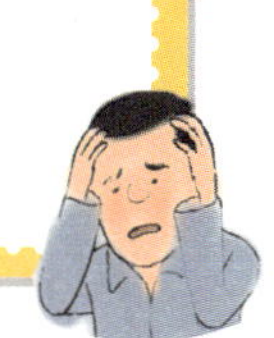

ལུས་པོར་རྒྱུན་ལྡན་མིན་པའི་ནད་རྟགས། སྐྱོ་བ་ལུ་བ་དང་ན་ཟུག་ལངས་པ་སོགས།

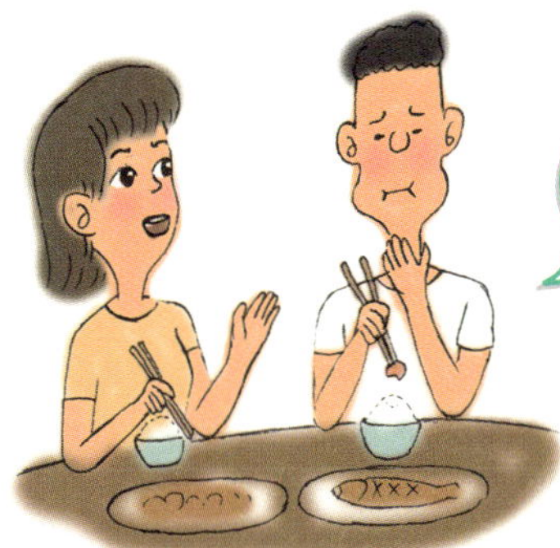

ལུས་པོར་རྒྱུན་ལྡན་མིན་པའི་ནད་རྟགས། སྐྱོ་བ་ལུ་བ་དང་ན་ཟུག་ལངས་པ་སོགས།

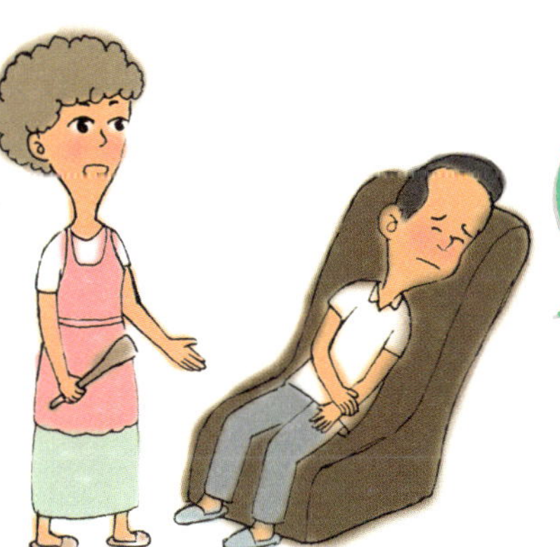

བསྟུད་མུར་གློ་བ་ལུ་བ་དང་སྐམ་ལུ་འབྱུང་ལ། ལུད་པའི་ནང་ཁྲག་ཐོན།

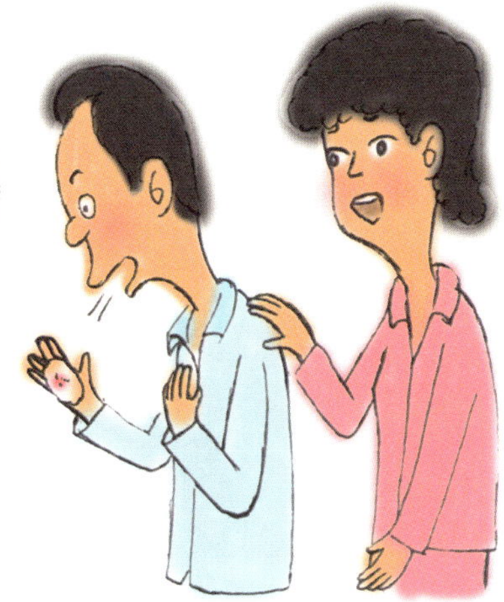

རྣ་ཚོར་ཉམས་ལ། སྣ་ཁྲག་བཛོལ་བ་དང་མགོ་བོ་འཐོམ།

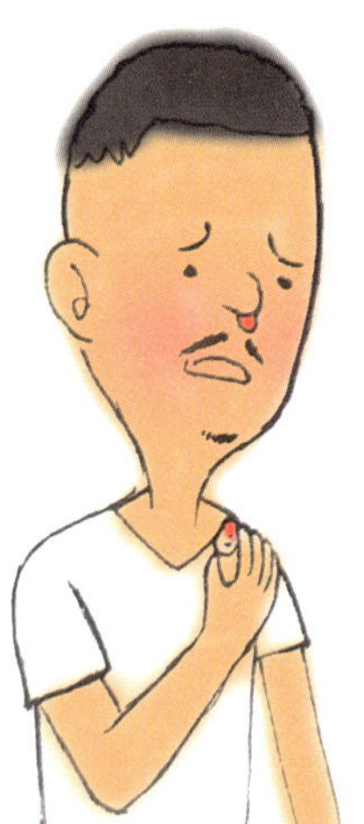

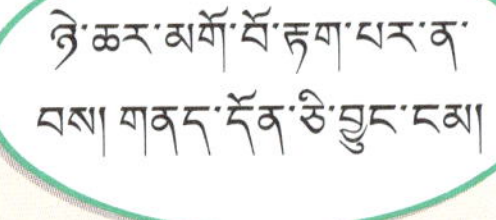

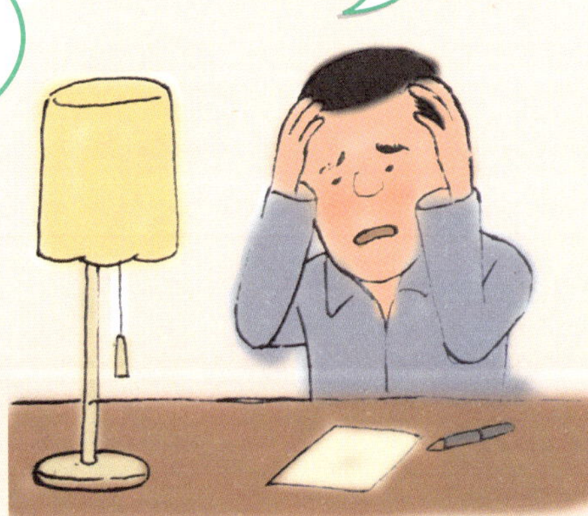

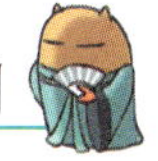

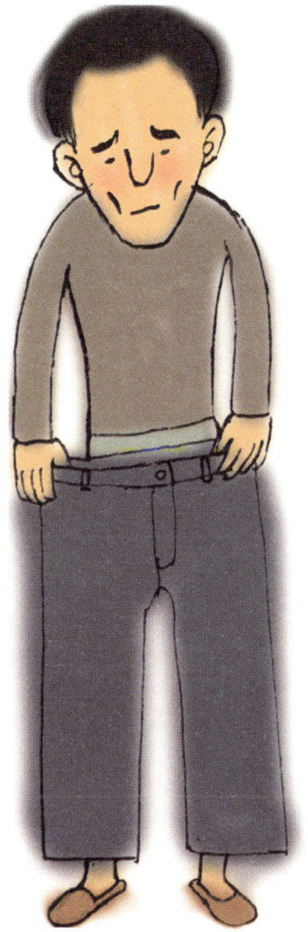

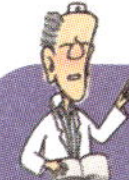

ཟན་སྐུལ། 温馨提示

གོང་གི་ནད་རྟགས་དག་བྱུང་མ་ཐག་མྱུར་མོར་སྨན་པར་སྟོན་དགོས། སྐྲན་ནད་ཀྱིས་ཁྱོད་རང་གཟུང་མིན་གཟབ་དགོས།

发现以上身体变化请尽快就医，别让肿瘤君“盯”上你!

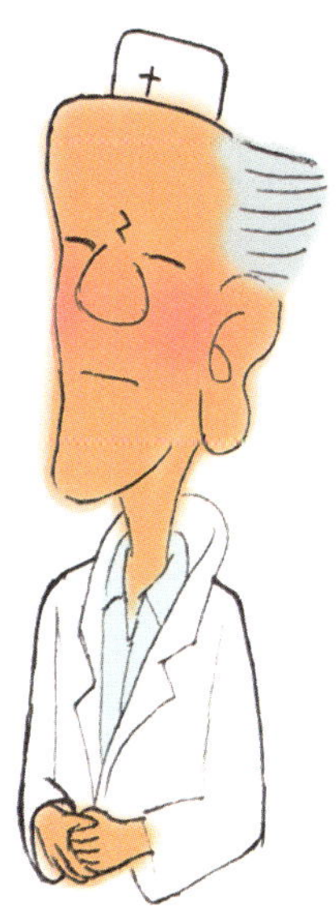

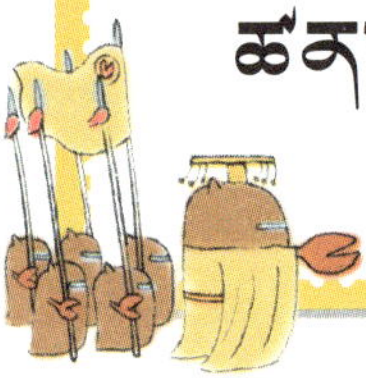

ཚན་རིག་དང་མཐུན་པའི་སྨན་བཅོས་བྱ་དགོས།

科学规范治疗

སྐྲན་ནད་ཡོད་པ་ཤེས་མ་ཐག་མྱུར་མོར་སྨན་ཁང་ཚད་ལྡན་ནས་ལུགས་མཐུན་སྨན་བཅོས་བྱ་དགོས།

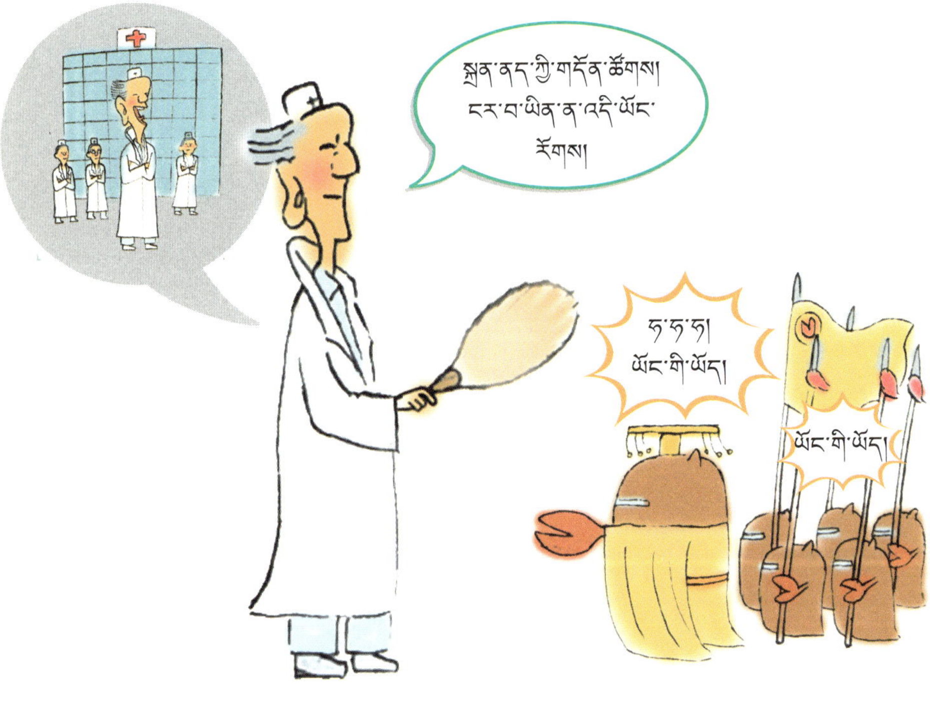

སྐྲན་ནད་ཀྱི་གདོན་ཚོགས། ངར་བ་ཡིན་ན་འདི་ཡོང་རོགས།

ང་ང་ང། ཡོང་གི་ཡོད།

ཡོང་གི་ཡོད།

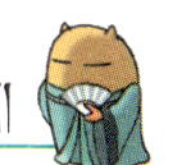

སྐྲན་ནད་ཀྱི་བཅོས་ཐབས་ལ་གཤགས་བཅོས་དང་གཤགས་བཅོས་མིན་པ་བཅས་རིགས་ཆེན་པོ་གཉིས་ཡོད།

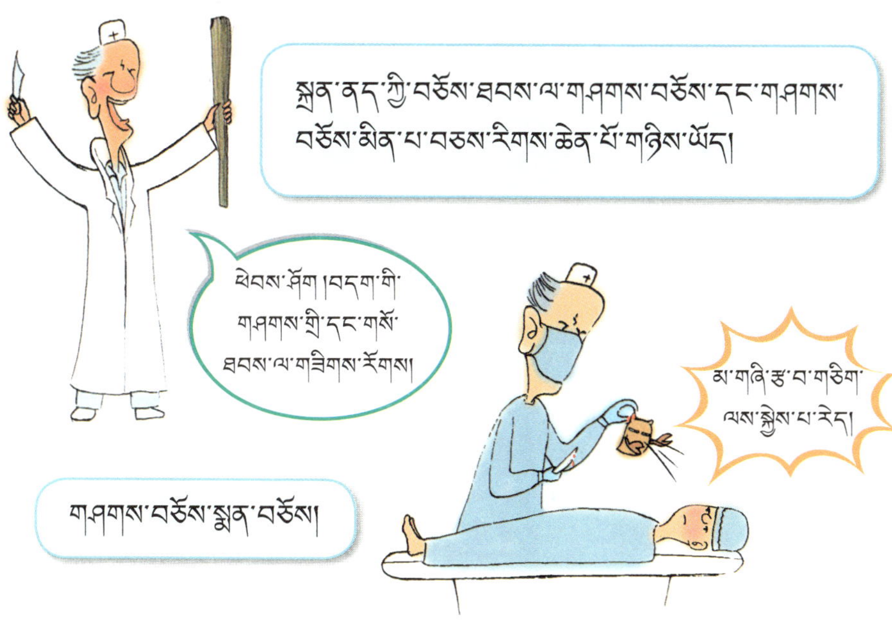

གཤགས་བཅོས་མིན་པའི་གསོ་ཐབས་ལ་འཕྲོ་འགྱེད་སྨན་བཅོས་དང་། སྨན་རྫས་ཀྱི་བཅོས་ཐབས། རིམས་འགོག་སྨན་བཅོས། གཤེར་ཞེན་སྨན་བཅོས། རྒྱ་སྨན་གྱི་གསོ་བཅོས་སོགས་ཡོད།

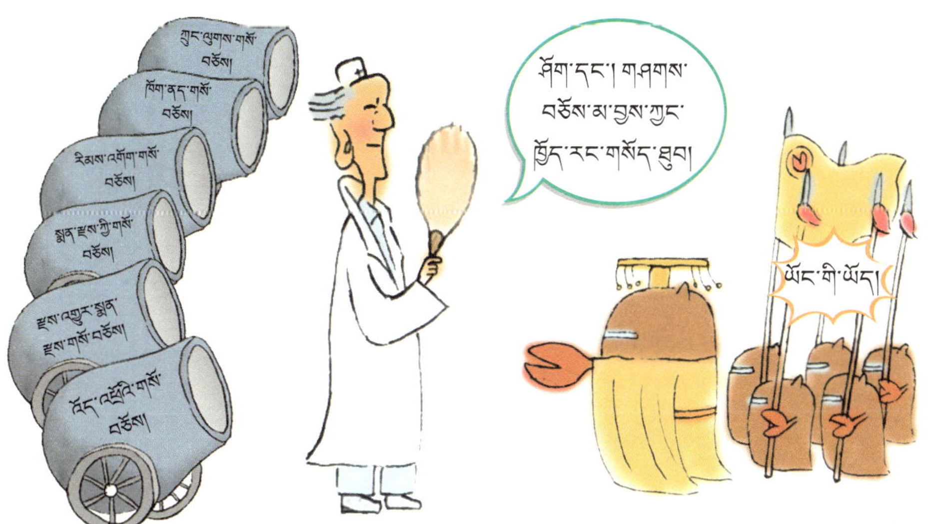

ཚད་ལྡན་གྱི་འགོག་བཅོས་ནི་སྐྲན་ནད་ཀྱི་སྨན་བཅོས་ལ་ཕན་འབྲས་ཆེ། གང་ཡིན་གྱི་ཁ་ལ་ཉན་པ་དང་ཁྲབ་སྒྲོག་རྫུན་མར་འཛེམ་དགོས། སྨན་བཅོས་ལ་དལ་འགྱངས་བཟོ་སྲིད།

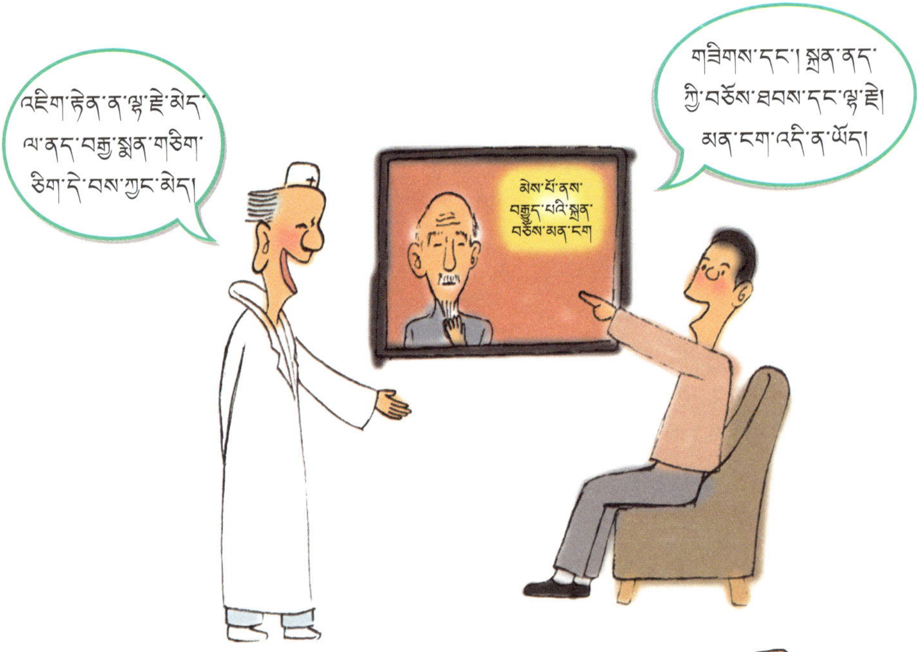

ཉན་སྲུལ། 温馨提示

སྐྲན་ནད་ཡོད་པ་ཤེས་མ་ཐག །མྱུར་མོར་སྨན་ཁང་ལ་སོང་ནས་ཚད་ལྡན་སྨན་བཅོས་བྱ་དགོས།

发现肿瘤君，一定要到正规医院接受规范化治疗。

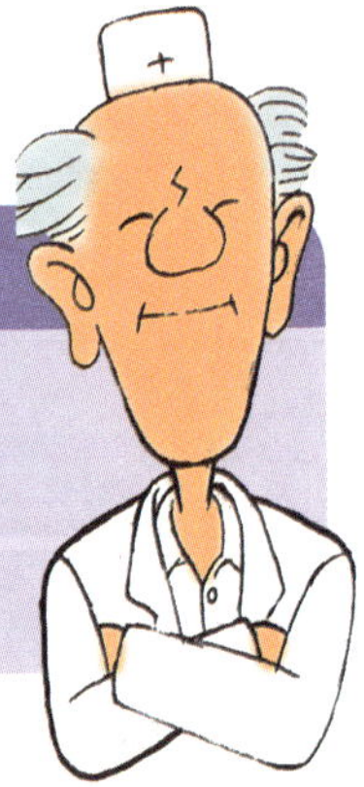

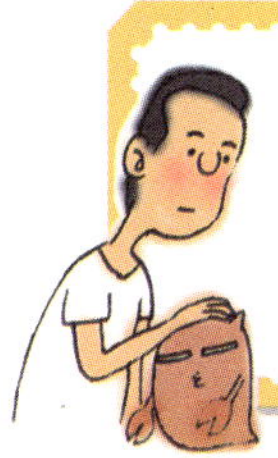

ལུས་གསོའི་གལ་ཆེའི་རང་བཞིན།

康复的重要性

སྐྲན་ནད་བྱུང་ཚེ་ལུས་པོ་སླར་གསོ་བྱེད་པའི་སྒོ་བསྐྱེན་སྨན་བཅོས་རྒྱུན་མཐུད་དང་འཐུས་ཚང་ཞིབ་ཏུ་གལ་ཆེ། དེ་ལས་སེམས་ཁམས་སླར་གསོ་དང་སྐྱེ་ལུགས་སླར་གསོ་གཉིས་ཡོད།

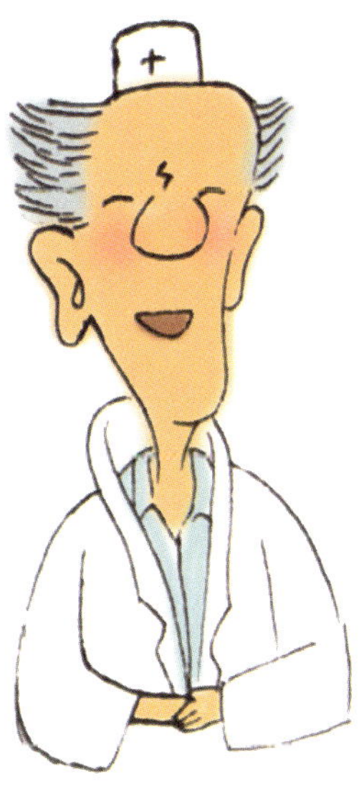

སྐྲན་ནད་ལས་ལུས་པོའི་
སླར་གསོ་ནི་སྒོ་བསྐྱེན་སྨན་
བཅོས་ལས་ཀྱང་གལ་ཆེ།

སེམས་ཁམས་སྐྱིད་པོ།

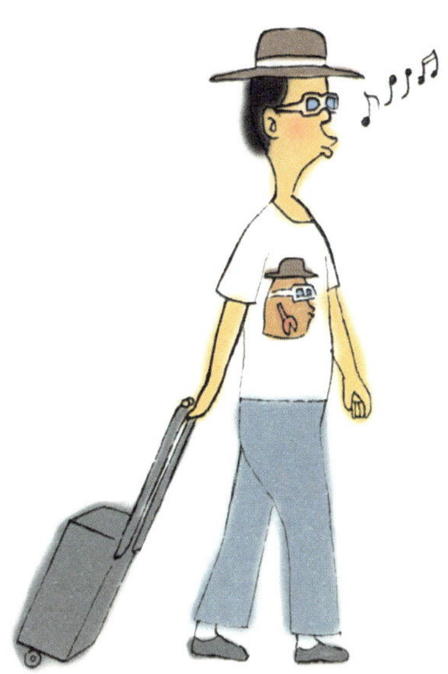

ཟས་སྤྱོད་ལེགས་སྒྲིམས།

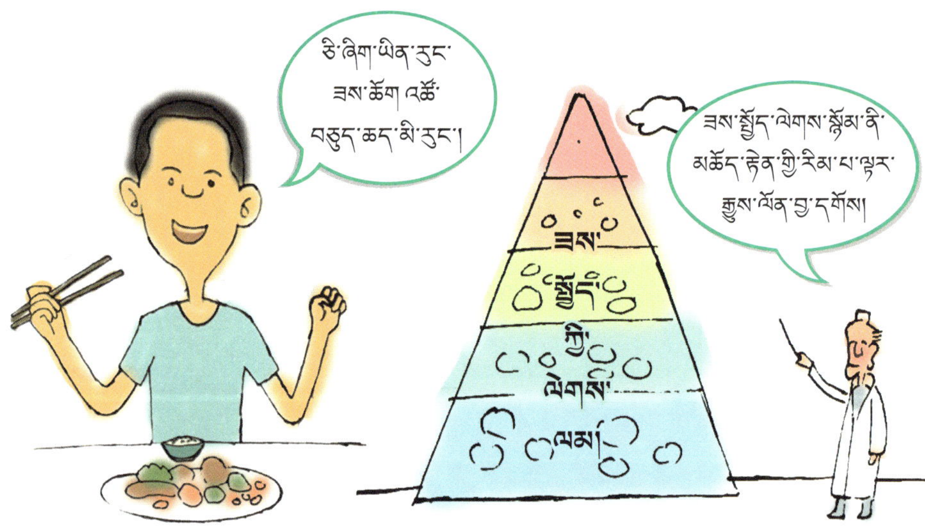

ལུས་སྦྱོང་འོས་འཚམ།

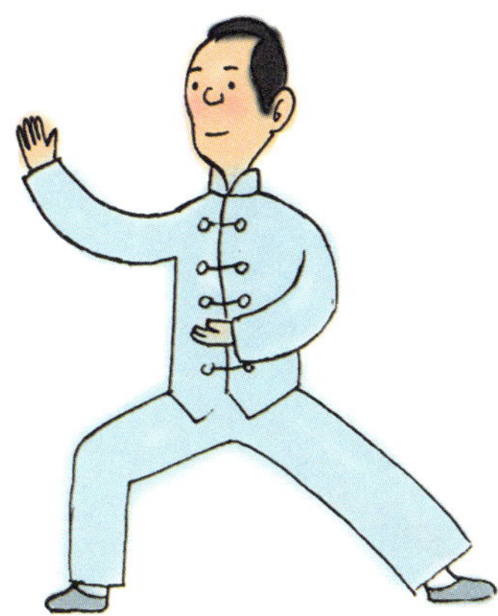

ལུགས་མཐུན་སྨན་བསྟེན།

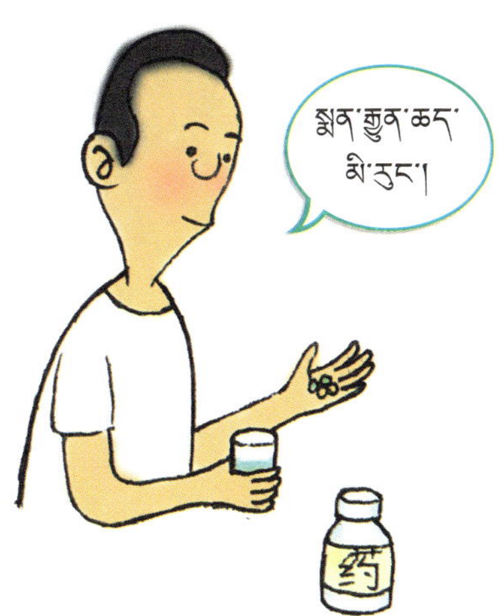

དུས་ལྟར་བསྐྱར་དཔྱད།

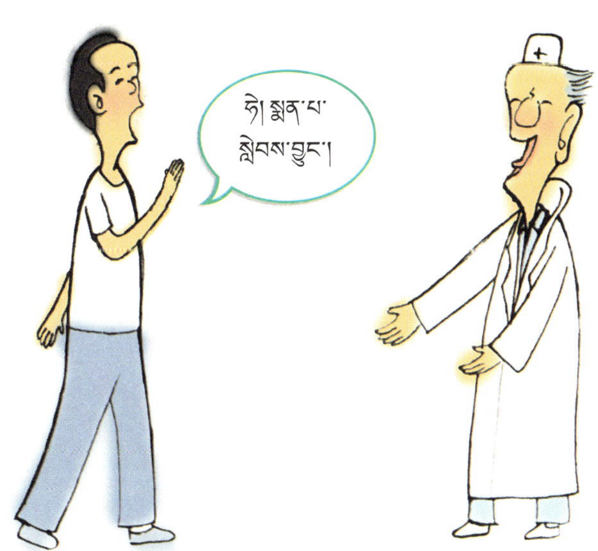

ན་ཟུག་ལ་ཧུར་བརྩོན་གྱིས་སྨན་བཅོས་བྱས་ཏེ། སྡུག་བསྔལ་བཟོད་བསྲན་མི་དྲང་།

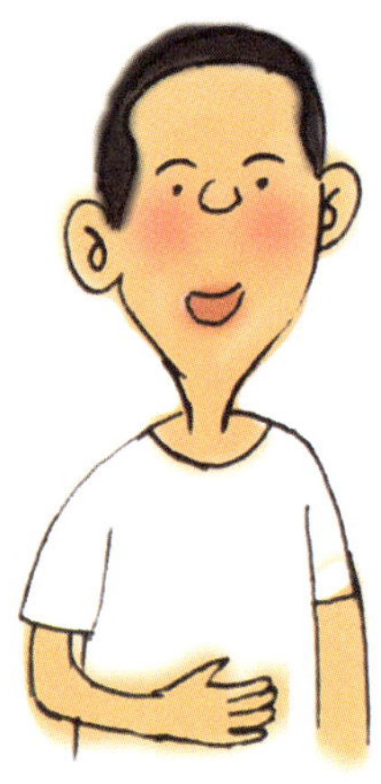

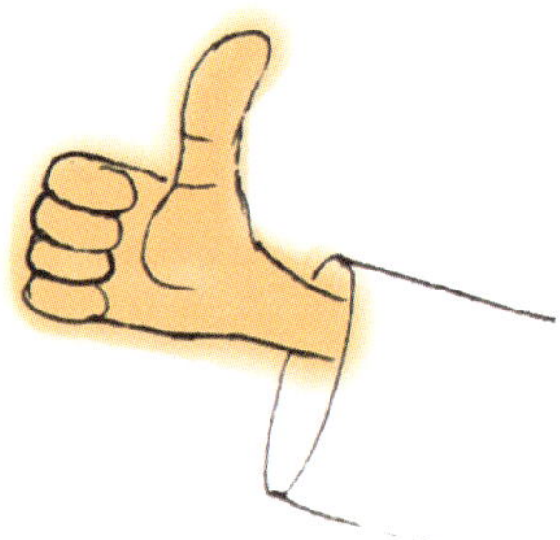

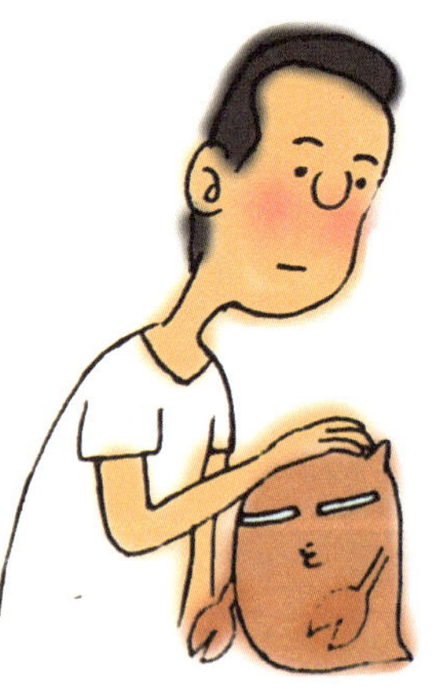

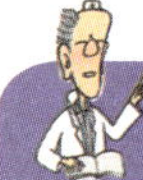

དྲན་སྐུལ། 温馨提示

སྐྲན་ནད་ཕོག་པའི་ནད་པ་ཚང་མས་ཧུར་བརྩོན་གྱིས་ལུས་ཁམས་བསྐྱར་གསོ་ལ་དོ་སྣང་བྱ་དགོས། ནད་ངོ་ཇེ་ལེགས་སོང་ཆེ་ཡུན་རིང་ལ་བརྟན་པོ་ཡིན།

肿瘤患者还需积极接受康复治疗，以维持病情的长期稳定。

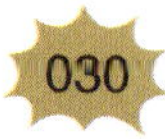

གློ་བའི་སྐྲན་ནད།

肺癌

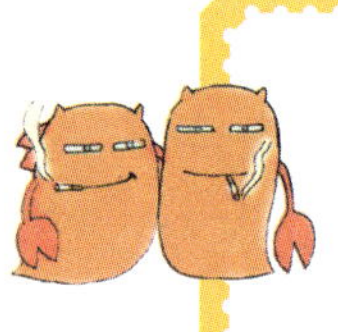

ཐ་མག་འཐེན་པ།
吸烟

དགེ་རྒན་སྲུང་ནི་མཚན་མོ་སློད་པར་དགའ། མཚན་མོ་དཔེ་ཁང་ནང་ཐ་མག་འཐེན་ཞོར་དཔེ་ཀློག་ལ་དགའ།

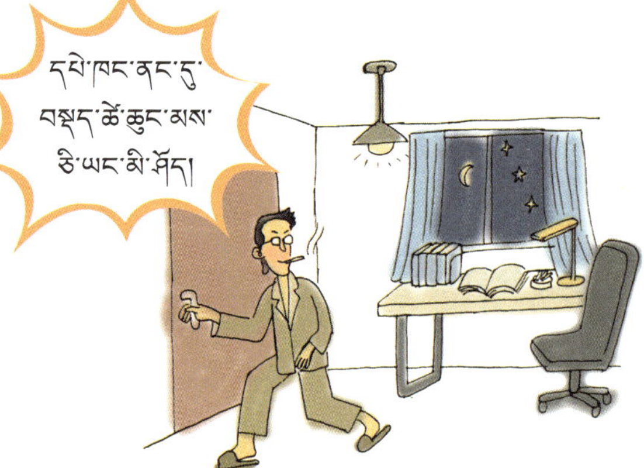

གློ་བའི་གཉན་ཚད་ཡིན་ནམ།

ད་ལོའི་དགུན་ཁར་ཁོའི་གློ་བ་ལུད་ནས་མཚམས་མི་ཆད།

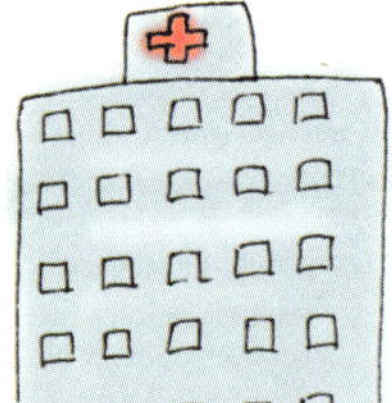

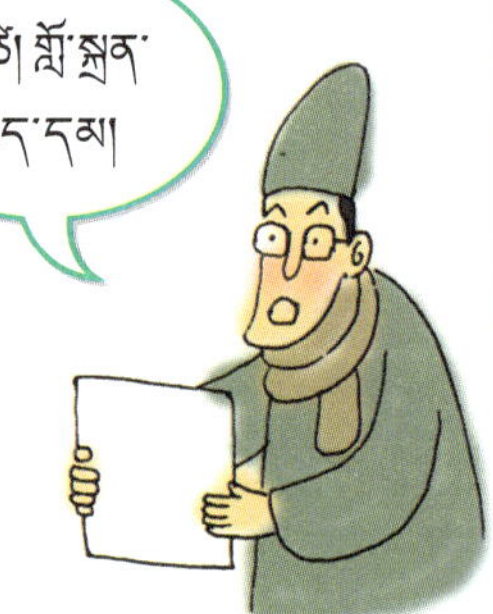

སྨན་ཁང་དུ་སོང་ནས CTབཤེར་སྐབས། གློ་སྐྲན་གྱི་དུས་མཇུག་ལ་སླེབས་འདུག

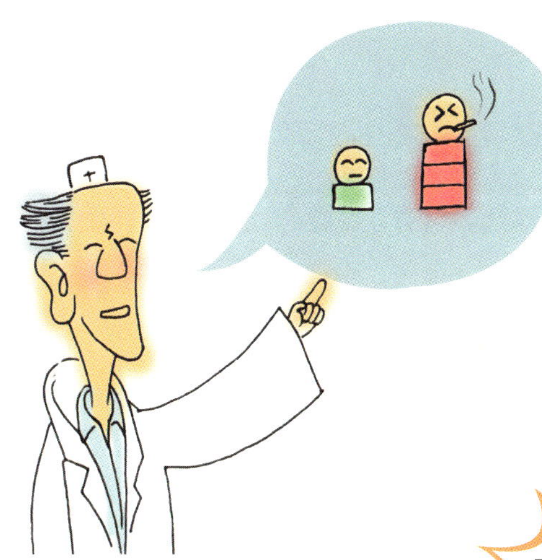

ཐ་མག་འཐེན་མཁན་ལ་གློ་སྐྲན་བྱུང་བའི་ཉེན་ཚད་ནི་ཐ་མག་མི་འཐེན་མཁན་ལས་ལྡབ3ཙམ་མཐོ།

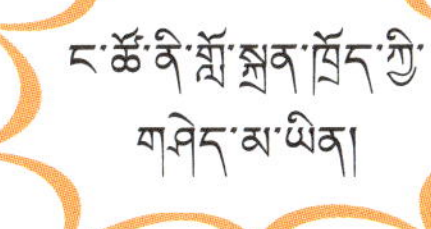

ཐ་མག་འཐེན་མཁན་ལ་ཁྲབ་སྐྲན་དང་ཐྲ་ཤུང་གི་སྐྲན་ནད་བྱུང་བའི་ཉེན་ཁ་མངོན་གསལ་གྱིས་མཐོ།

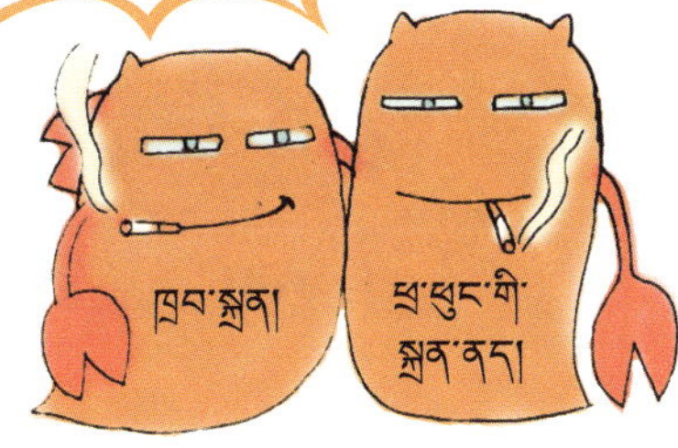

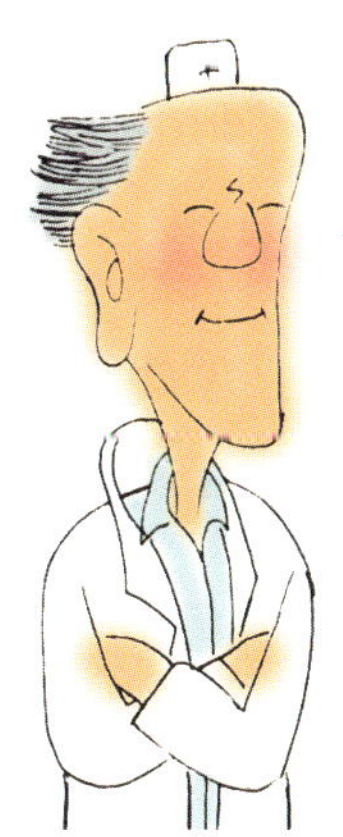

དྲན་སྐུལ། 温馨提示

ཐ་མག་འཐེན་པ་ནི་སྐྲན་ནད་སྣ་ཚོགས་ཀྱི་ཉེན་ཁའི་འབྱུང་རྐྱེན་ཡིན། ཐ་མག་འཐེན་པ་ནི་སྐྲན་ནད་སྣ་ཚོགས་ཀྱི་ཉེན་ཁའི་འབྱུང་རྐྱེན་ཡིན།

吸烟是多种癌症的危险因素，戒烟是最经济、有效的防癌措施。

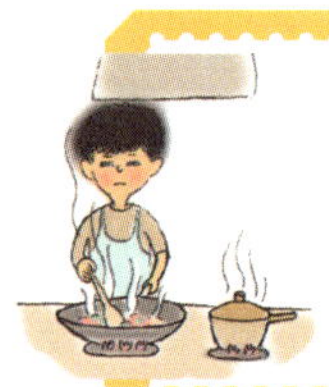

སྣུམ་གྱི་དུ་བའི་ཉེན་ཁ།
油烟的危害

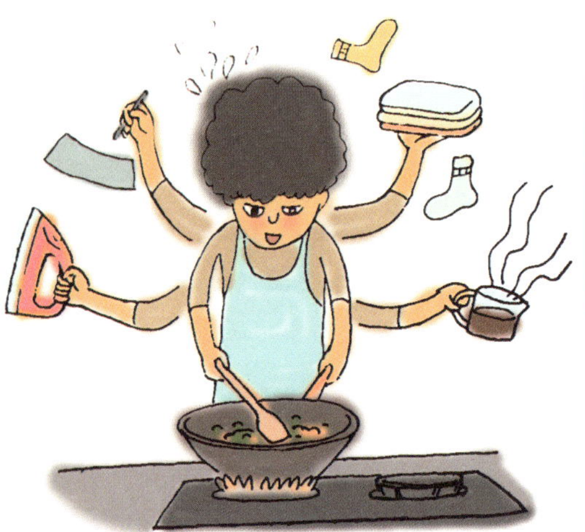

ཨ་ཅག་ཕུན་ནི་ལས་ལ་བརྩོན་ཞིང་ཁྱིམ་གྱི་ཕྱི་ནང་ཀུན་ལ་གཙང་མ་བཟོ་བར་མཁས། ལྷག་པར་སྔོ་ཚལ་ཡག་པོ་བཟོ་ཤེས།

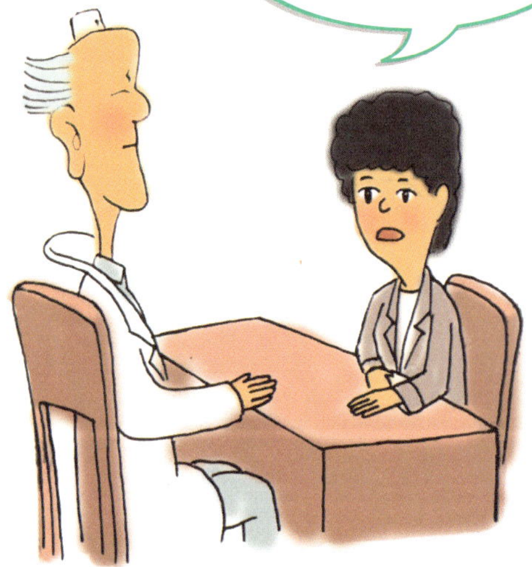

ཉེ་ཆར་ལུས་པོར་བརྟག་དཔྱད་གཏོང་སྐབས། བྲང་ཁར་ཚད་དམའི་CTབཤེར་སྐབས་གློ་སྐྲན་བྱུང་བ་ཤེས། མོས་བསམ་བློ་དཔོག་བཞིན་མེད།

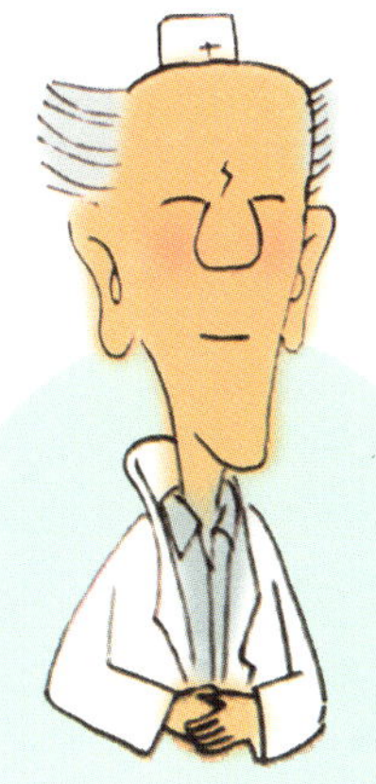

སྨན་པས་དབྱེ་ཞིབ་ལྟར་ན། ཁོང་མོས་གློ་སྐྲན་ཐོག་པར་ཉེན་ཆེ་བའི་རྒྱུ་རྐྱེན་མང་པོ་ལ་རག་འདུག

དོན་དངོས་སུ་རྒྱུན་ལྡན་གྱི་འཚོ་བའི་ཁྲོད་"ལེ"མང་པོ་ཡོད།

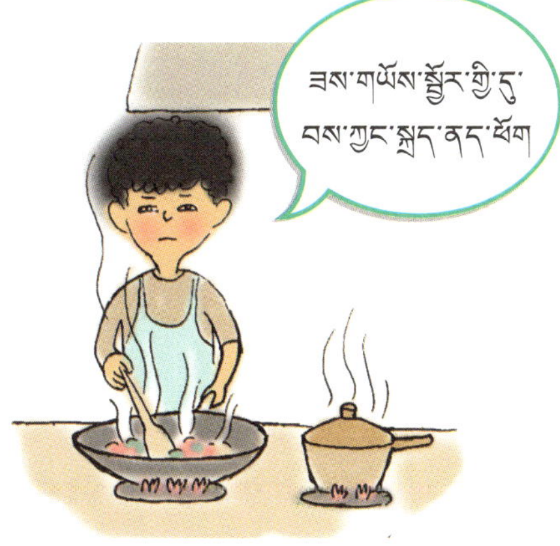

ཟས་གཡོས་སྦྱོར་གྱི་དུ་བས་ཀྱང་སྐྲད་ནད་ཐོག

ཟ་མ་བཟོ་སྐབས་སྣུམ་གྱི་དུ་བ་ཆེ་ལ། དུ་རྡུབས་འཕྲུལ་ཆས་ཀྱི་ནུས་པ་མི་བཟང་བས། སྔོ་ཚལ་བརྫོས་ཚར་རྗེས་སུ་མཐུད་དུ་སྐར15རིང་རྡུབས་ཐུབ་ཀྱིན་མེད་སྟབས། སྐྱིགས་རླངས་ཐད་ཀར་གློ་ནང་སོང་བ་ཡིན།

ཐ་མག་མི་འཐེན་མཁན་ལ་ཐ་མག་གི་དྲི་མ་ངན་ལ་སྐྲན་ནད་ཀྱང་ཐོག་སྲི།

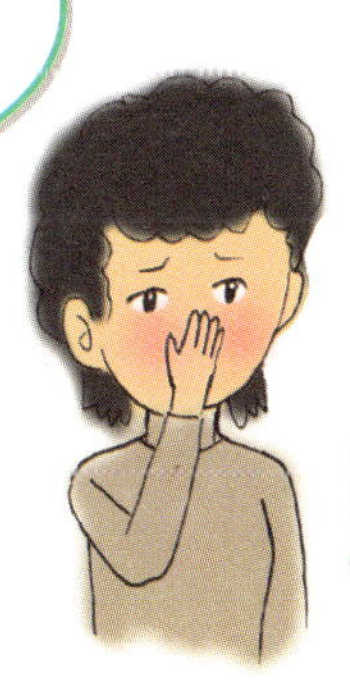

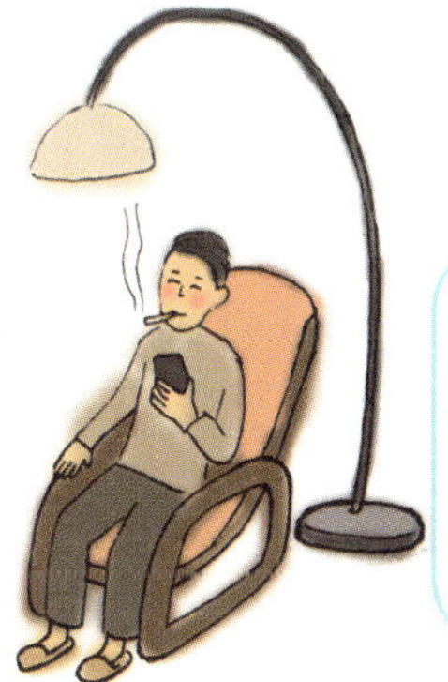

ཁྱོ་གས་ཐ་མག་འཐེན་པར་དགའ་བས། མོ་ལ་དུ་ནད་ཐོག་པ་རེད།

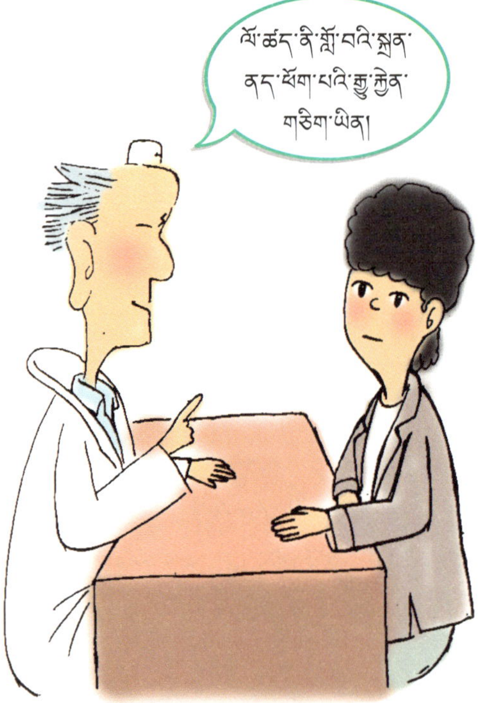

ཁོང་མོ་ད་ལྟ་ལོ50ཡིན་པས། གློ་བའི་སྐྲན་ནད་ཐོག་ཚད་མཐོ་སྐབས་ཡིན།

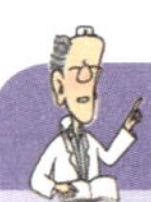

དྲན་སྐུལ། 温馨提示

གློ་བའི་སྐྲན་ནད་སྔོན་འགོག་བྱེད་པར་ཐ་མག་འགོག་པ་དང་གཅོད་དགོས།

肺癌预防需要防"烟"禁"烟"！

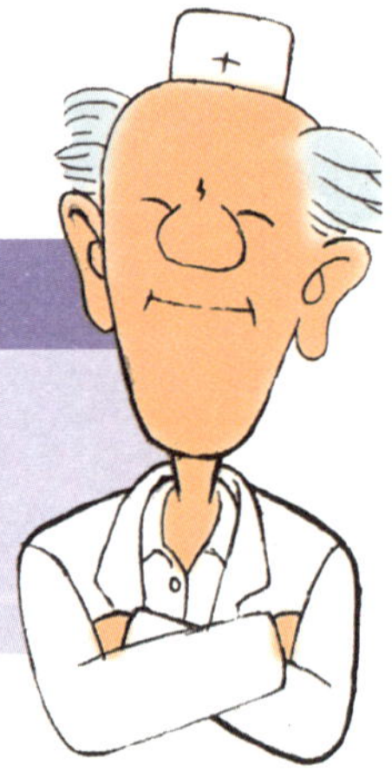

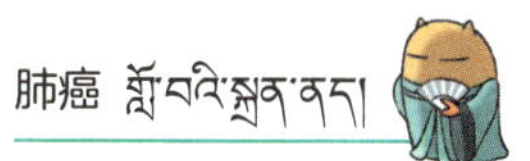

གློ་བའི་འཚག་བཤེར།

肺癌筛查

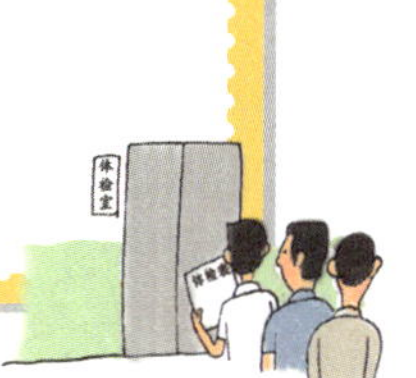

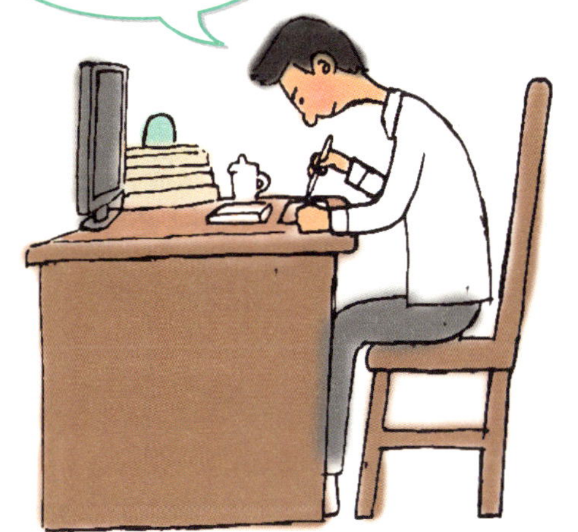

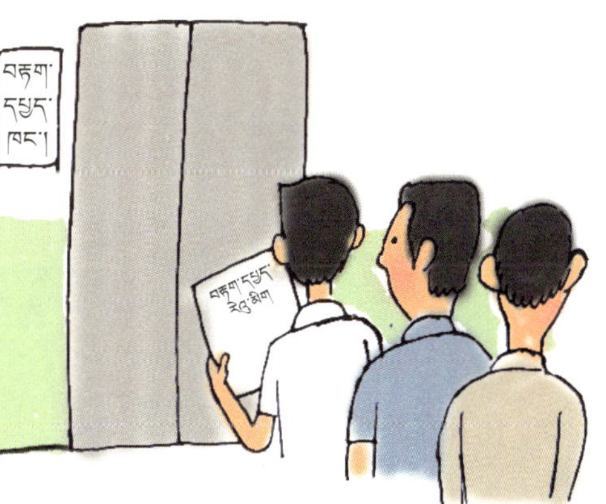

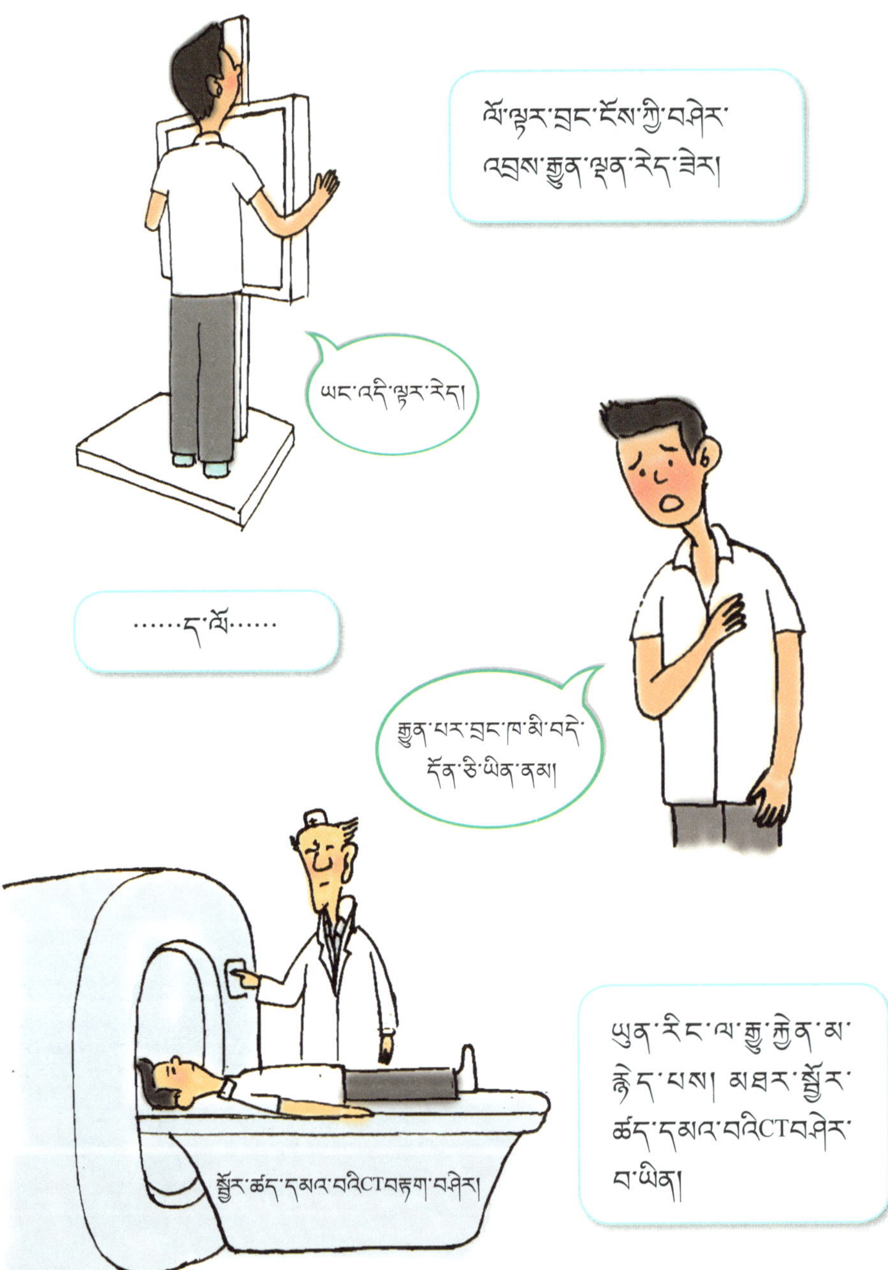
ལོ་ལྟར་བྲང་ངོས་ཀྱི་བཤེར་
འབྲས་རྒྱུན་ལྡན་རེད་ཟེར།
ཡང་འདི་ལྟར་རེད།
......ད་ལོ......
རྒྱུན་པར་བྲང་ཁ་མི་བདེ་
དོན་ཅི་ཡིན་ནམ།
ཡུན་རིང་ལ་རྒྱུ་རྐྱེན་མ་
ཉེད་པས། མཐར་སྦྱོར་
ཚད་དམའ་བའི་CTབཤེར་
བ་ཡིན།
སྦྱོར་ཚད་དམའ་བའི་CTབརྟག་བཤེར།

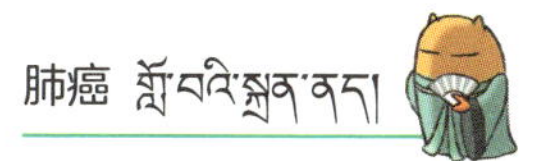

གློ་སྐྲན་ཐོག་ནས་དུས་མཇུག་ལ་སླེབས་འདུག

དེ་ནི་དཔེ་སྲིད་དམ། ལོ་ལྟར་
བརྟག་དཔྱད་བྱས་པ་ཡིན།

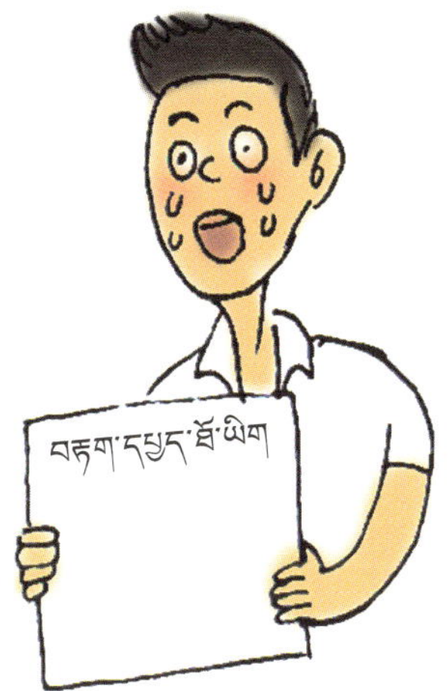

གློ་བུའི་འཚག་བཤེར་སྐབས་ཚད་དམའི་CTཡི་བརྟག་དཔྱད་སྤྱོད་དགོས།

གློ་བའི་སྐྲན་ནད་འཚག་བཤེར་བྱེད་ཐབས།

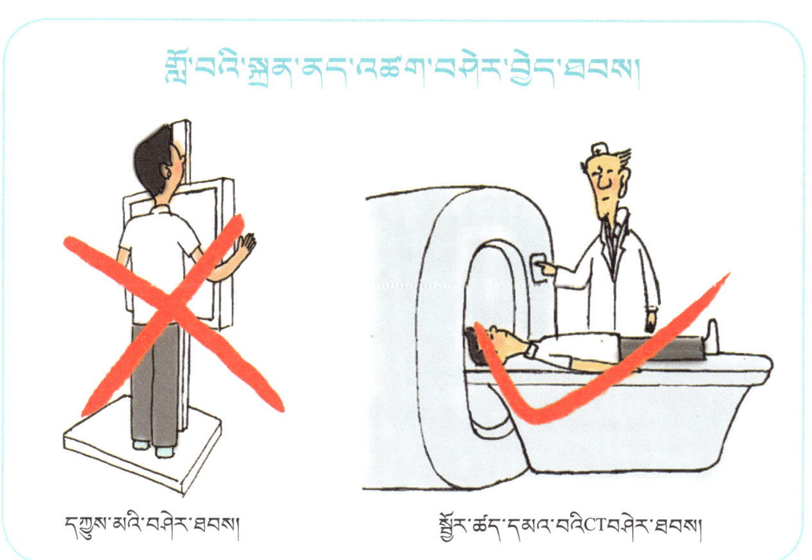

དཀྱུས་མའི་བཤེར་ཐབས།

སྐྱོར་ཚད་དམའ་བའི་CTབཤེར་ཐབས།

རང་རྒྱལ་དུ་ལོ་ལྟར་ནད་གཞི་གསར་བ་བྱུང་ཚད་དང་། ཡང་ན་ཤི་གྲངས་ལས་ཆེས་མང་བ་གློ་སྐྲན་ཡིན།

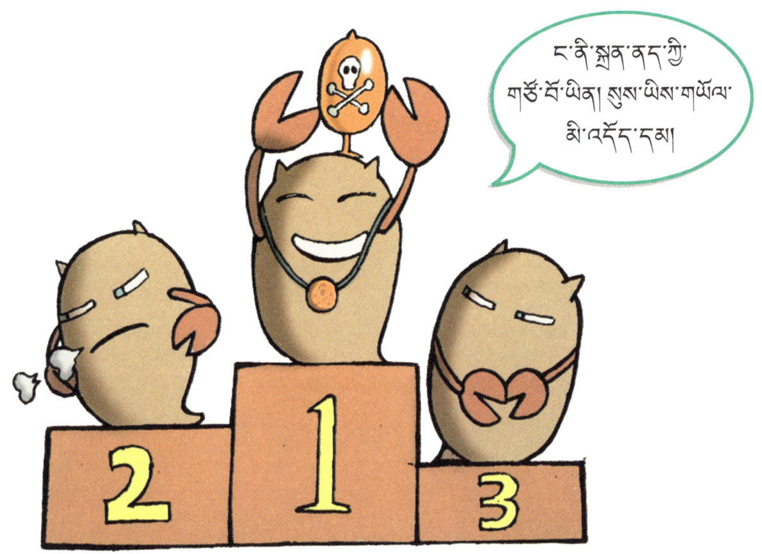

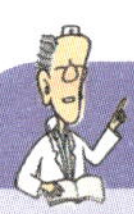

དྲན་སྐུལ། 温馨提示

གློ་བའི་སྐྲན་ནད་ནི་རང་རྒྱལ་དུ་ཐོག་ཚད་མཐོ་བའི་ནད་རིགས་ཡིན་པས། སྒྱུར་ཚད་དམའ་བའིCTལ་བརྟེན་ནས་འཚག་བཤེར་བྱས་ན་འགྲིག

肺癌是我国高发癌种，应使用低剂量螺旋CT进行肺癌筛查。

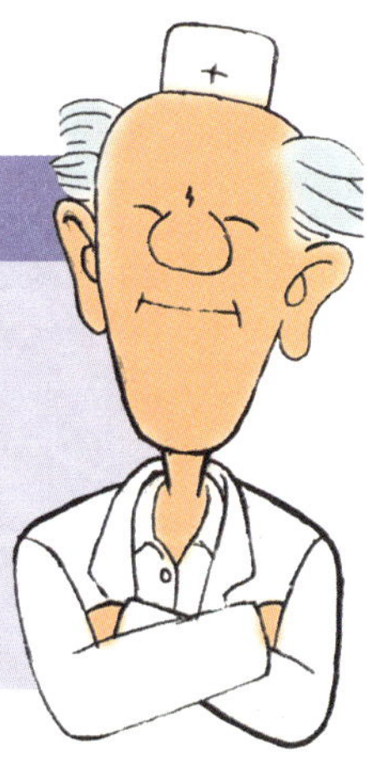

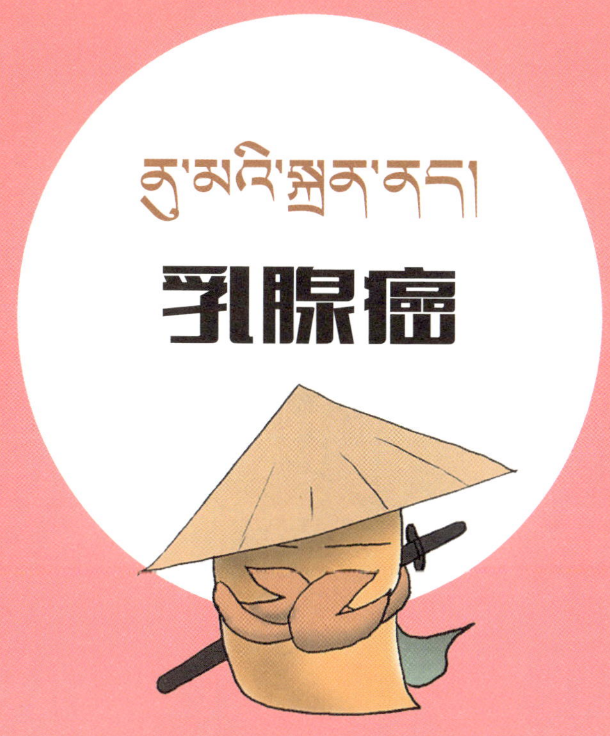
ནུ་མའི་སྐྲན་ནད།
乳腺癌

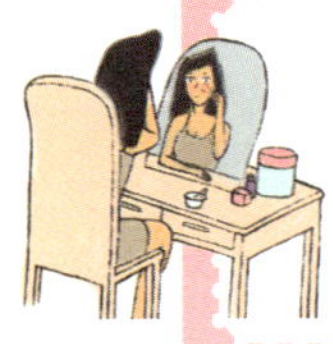

མཛེས་པ་ཁོ་ན་སྨྲ་མི་རུང་།

不能只讲美丽

ཡོ་སོ་ལྡ་ཅན་གྱི་ཞའོ་ཕྲུན་ནི་ལང་ཚོ་དར་ལ་བབས་པའི་ཨ་མ་ཞིག་རེད།

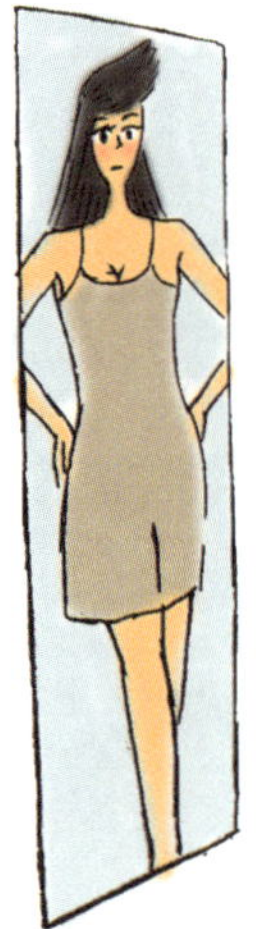

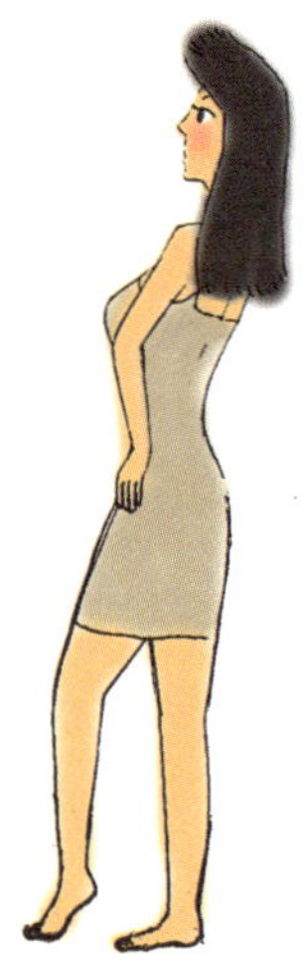

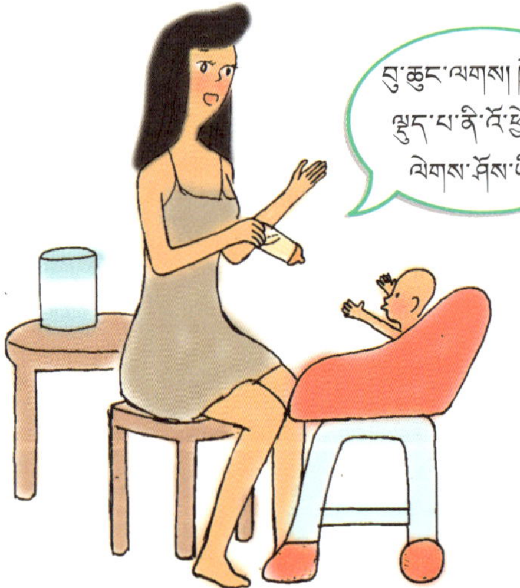

ཞའོ་ཕྲུན་གྱིས་སྐྱེས་གཟུགས་ལ་ཤུགས་རྐྱེན་ཐེབས་ངེས་བསམས་ཏེ། བུ་ཕྲུག་ལ་ནུ་མ་བསྣུན་སྐྱོང་མེད།

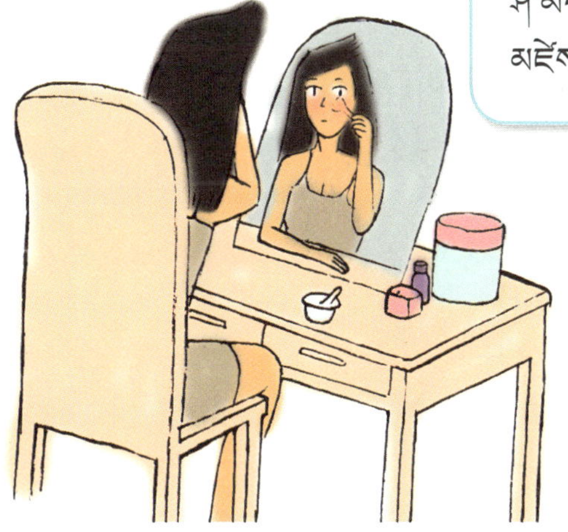
ཞོར་ལྷུན་ནི་གཟུགས་པོར་མཛེས་སྲུས་བྱ་བར་ཤིན་ཏུ་དགའ། ལྷག་པར་ནུས་ཚོད་ལྡན་ལ། ལུས་པོའི་ཤ་མདོག་དཀར་ཞིང་མཉེན་པའི་མཛེས་སྲུས་ལ་དགའ།
ཨ། ཛེ་འདྲའི་ལེགས་པ་ཨང་། གཏན་ཏུ་འདི་འདྲ་ཡིན་ན་བཟང་བྱུང་།

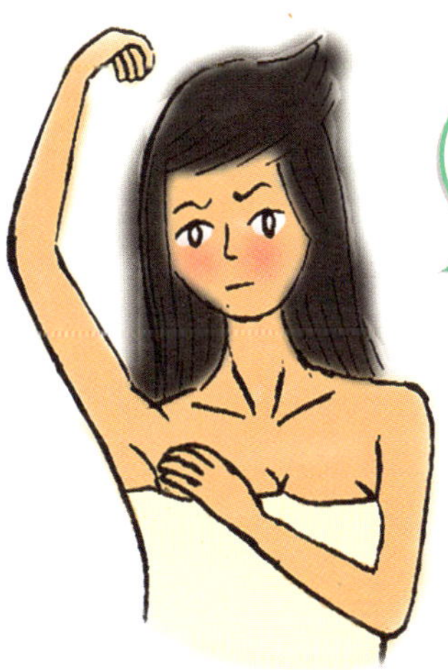
ཨ་ཙི། སྐྲང་རྗོག་ཅིག་འབྱུང་དོན་ཅི་ཡིན་ནམ།
ཉེ་ཆར་ཞོར་ལྷུན་གྱིས་རང་གི་ནུ་རྗེ་གཡོན་པའི་སྟེང་སྐྲང་རྗོག་ཅིག་ཡོད་པ་ཤེས།

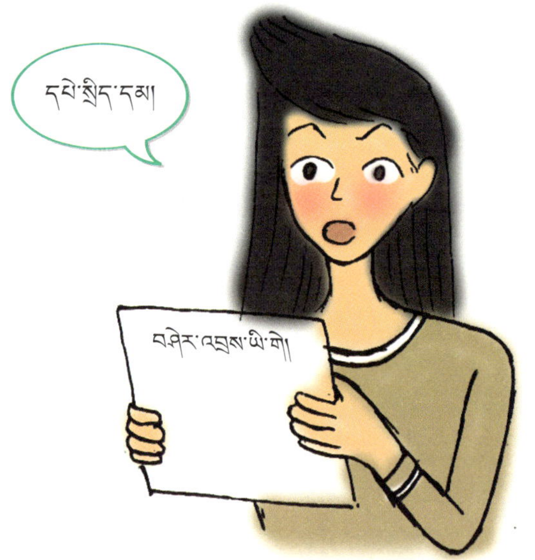

སྨན་ཁང་ལ་སོང་ནས་བརྟག་དཔྱད་བྱས་མཐར་ནུ་མའི་སྐྲན་ནད་དུས་མཇུག་ལ་སླེབས་པ་ཞེས།

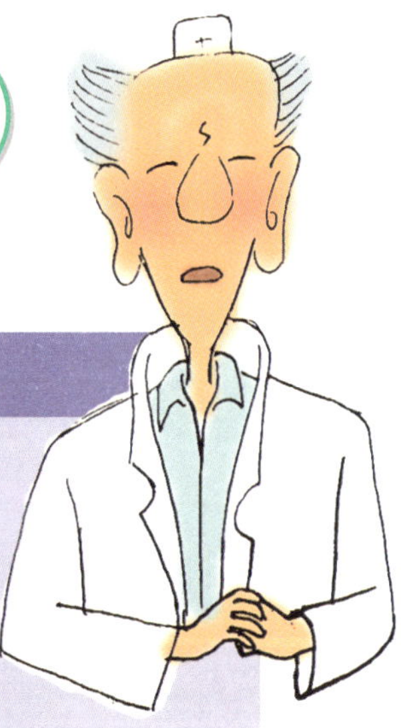

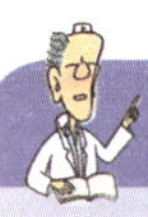

དྲན་སྐུལ། 温馨提示

མཛེས་བཟོའི་ཆེད་དུ་ནུ་མ་མི་བསྣུན་ཞིང་སྐྲུལ་རྫི་བཀོལ་ཆེ་ཚོ། ནུ་མའི་གཤེར་རྨེན་གྱི་སྐྲན་ནད་ཀྱི་འབྱུང་ཉེན་ཆེ་བས། གཡོལ་བ་གལ་ཆེ།

为了美丽不哺乳，使用含激素的化妆品或保健食品都是乳腺癌的危险因素，应尽量避免！

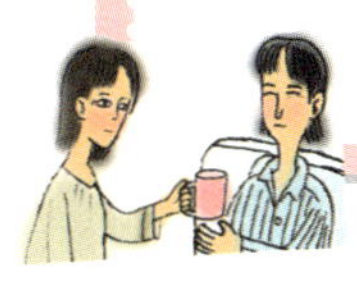

རྒྱུད་ནད་ཡིན་པ་ལས་འགོས་ནད་མིན།
是遗传，不是传染

ལས་འགྱུར་ངལ་གསོར་སློབས་ཉེ་བའི་ཨ་ཅག་ཡིའུ་ནི་སྟོན་བཞིན་མཛེས་ཉམས་ལྡན།

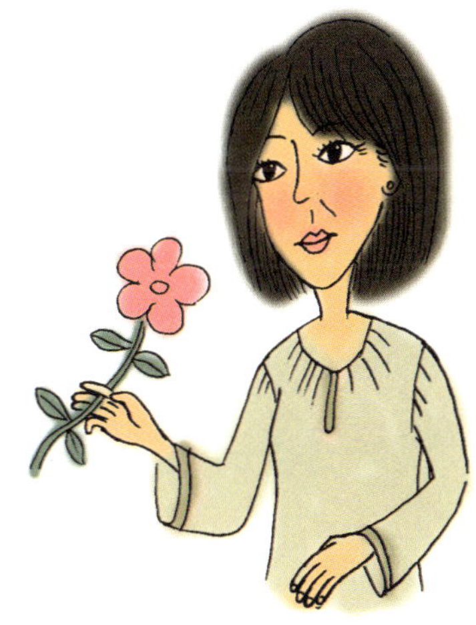

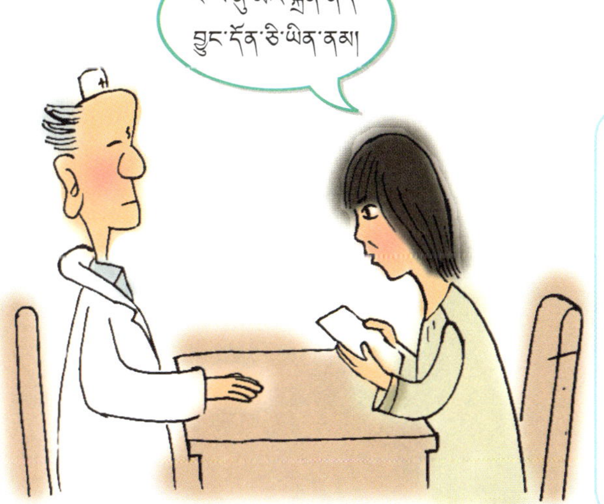

མ་གཞི་ལས་འགྱུར་ངལ་གསོའི་རྗེས་ཀྱི་འཚོ་བར་བསམ་བློ་གཏོང་བཞིན་ཡོད་མོད། ཐེངས་ཤིག་ལུས་པོར་བརྟག་དཔྱད་བྱས་རྗེས་སློང་སློང་པོར་གྱུར།

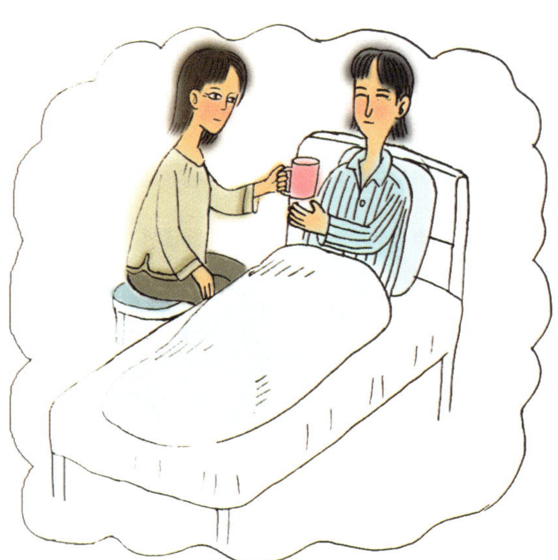

ལོ་འགའི་སྔོན། ཨ་ཅག་ཡེའུ་ཡི་ཨ་ཆེ་ལ་ནུ་མའི་སྐྲན་ནད་བྱུང་བ་རེད། ཨ་ཅག་ཡེའུ་ཡིས་སྨན་ཁང་ནས་ཨ་ཆེ་ལ་ལྟ་སྐྱོང་བྱས་སོང་།

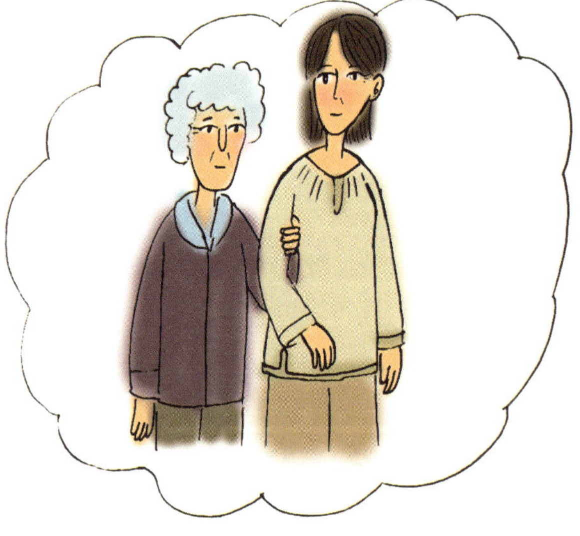

རང་ཉིད་ཀྱི་ཨ་མ་ལའང་ནུ་མའི་སྐྲན་ནད་ཐོག་སོང་ཡོད།

སྨན་པས་མོ་ལ་ནུ་མའི་གཞིར་རྨེན་སྐྲན་ནད་ལ་འགོས་ནད་མེད་མོད། རྒྱུད་ནད་ཡོད་ཅེས་སྨྲས། ཁྱིམ་རྒྱུད་ནང་ནུ་མའི་སྐྲན་ནད་དང་བསམ་སེའུ་ཡི་སྐྲན་ནད་ཅན་ཡོད་ཚེ། ནུ་མའི་སྐྲན་ནད་བྱུང་ཉེན་ཤིན་ཏུ་ཆེ།

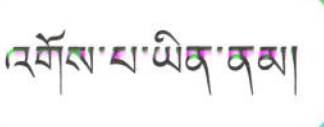

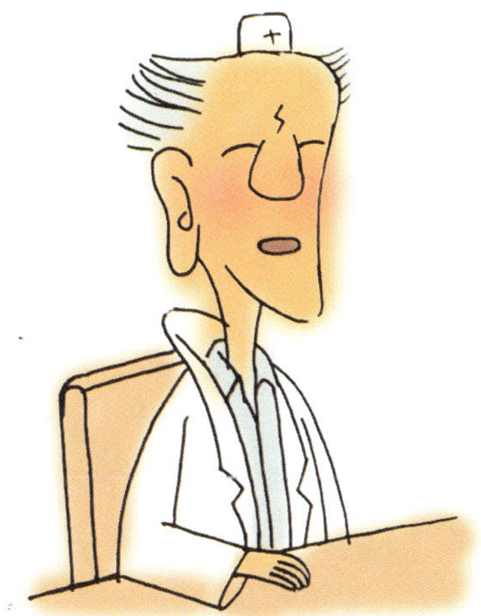

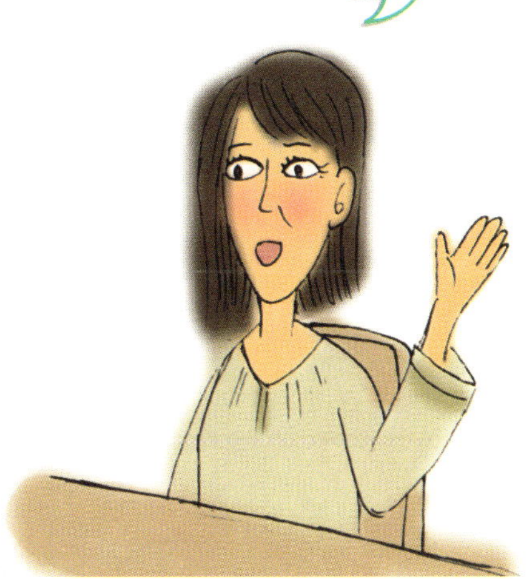

དྲན་སྐུལ། 温馨提示

ནུ་མའི་སྐྲན་ནད་ལ་ཁྱིམ་རྒྱུད་ཀྱི་རྒྱུད་ནད་ངེས་ཅན་ཡོད་ལ། འགོས་ནད་གཏན་ནས་མེད།

乳腺癌有一定的家族遗传性，但不具有传染性。

ནུ་མགོའི་གཤེར་ཁུ་ལ་དོ་སྣང་བྱ་དགོས།

警惕乳头溢液

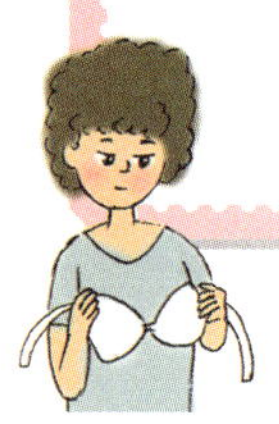

ལས་འགྱུར་ངལ་གསོ་བྱས་པའི་ཨ་ནེ་ཕྲོའུ་ལ་ཉེ་ཆར་བྲང་ག་བརྣན་པའི་སྣང་ཚུལ་རྟག་པར་འབྱུང་།

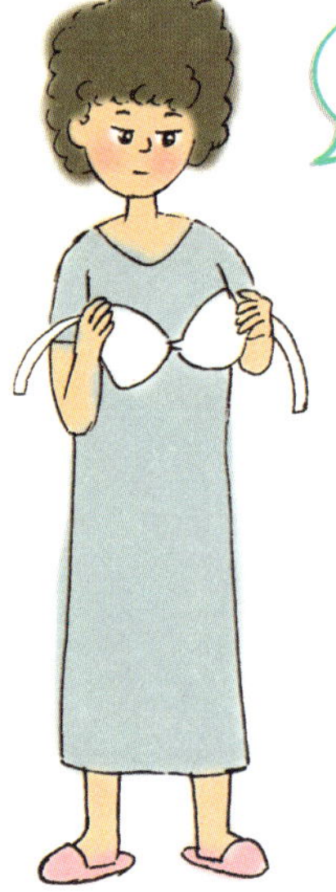

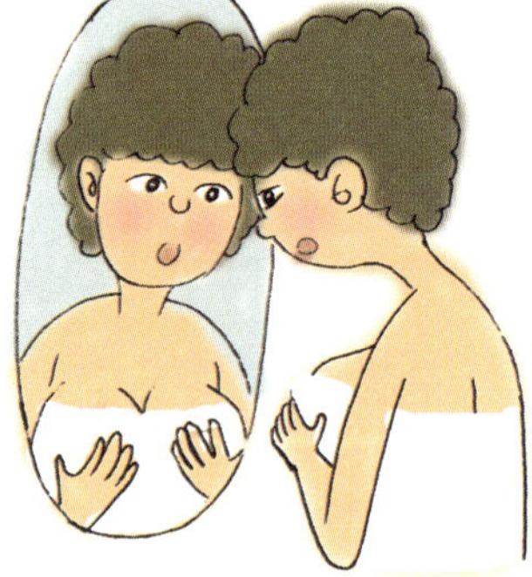

ཞིབ་ཏུ་བལྟས་པ་ན་ནུ་མགོ་ནས་ཆུ་སེར་ཞིག་བཛོལ་བཞིན་ཡོད།

རང་གི་ནུ་རྗོ་ལ་ཕུར་ཡང་སྐྲང་རྗོ་སོགས་ཅི་ཡང་མེད།

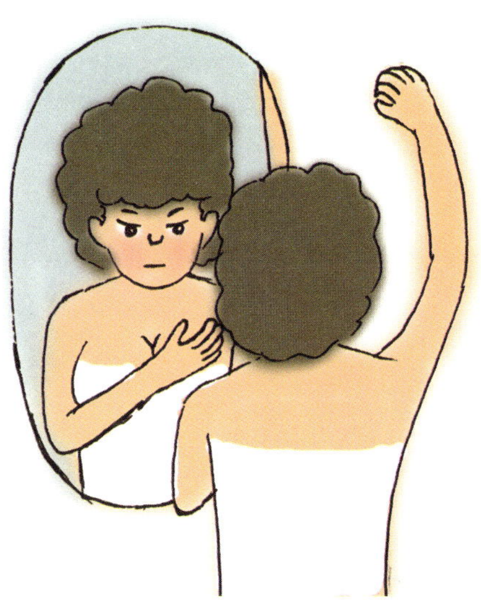

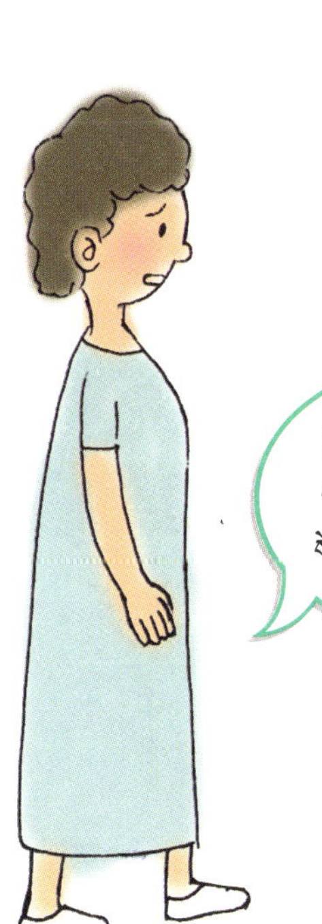

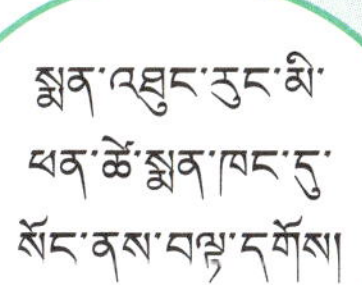

ཚ་ཅུང་ཟད་རྒྱས་པས། ཚ་སྨན་འགའ་འཕྲུང་མོད་ཅི་ཡང་མི་ཕན་པས་སྨན་ཁང་ལ་བལྟ་རུ་ཕྱིན་པ་ཡིན།

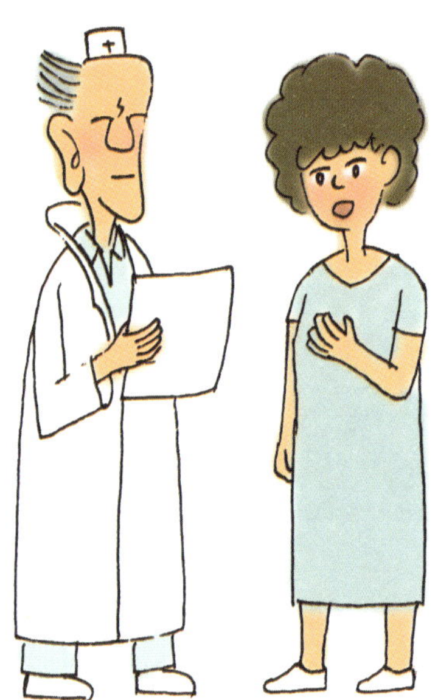

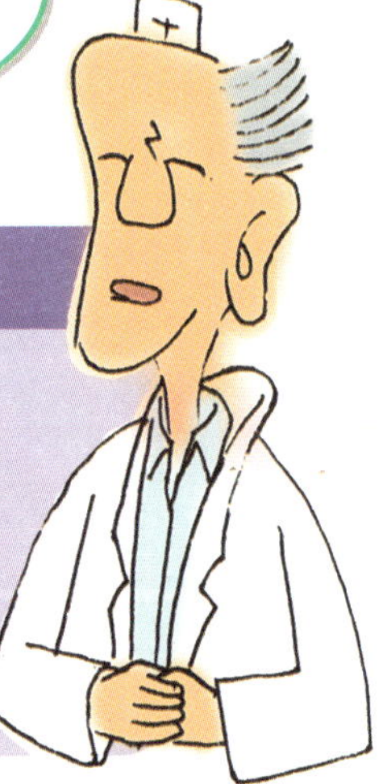

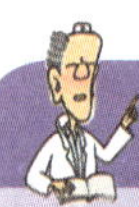

དྲན་སྐུལ། 温馨提示

ནུ་མ་བསྣུན་སྐབས་མིན་ཚེ། ནུ་མགོ་ནས་འོ་ཆུ་འཛར་བ། ཁྲག་ཁུ་འཛར་བ། ཆུ་སེར་བཙོལ་བ་སོགས་གང་ཡིན་རུང་ནུ་མའི་སྐྲན་ནད་ཡིན་མིན་དོགས་ཟོན་བྱ་དགོས།

非哺乳期从乳头流出水样、乳汁样、血性、脓性、浆液性等液体，需警惕乳腺癌。

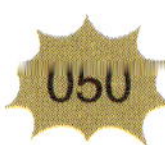

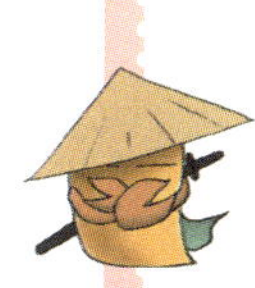

ནུ་མའི་སྐྲན་ནད་ཀྱི་འཚག་བཤེར།

乳腺癌筛查

ནུ་མའི་སྐྲན་ནད་ནི་རང་རྒྱལ་གྱི་སྐྱེས་མའི་ཁྲོད་ཕོག་ཚད་ཆེས་མཐོ་བའི་སྐྲན་ནད་ངན་པ་ཞིག་རེད།

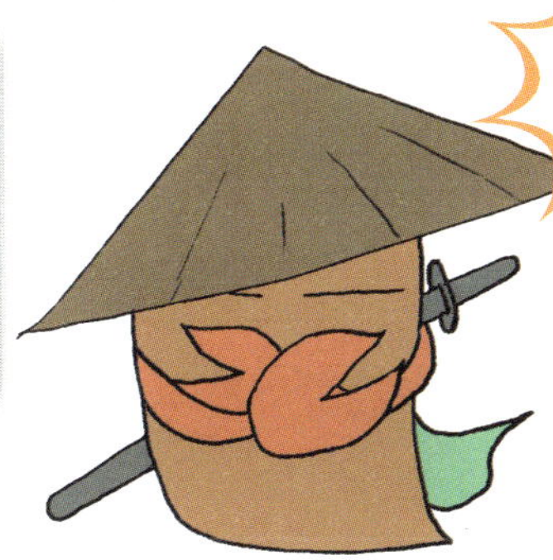

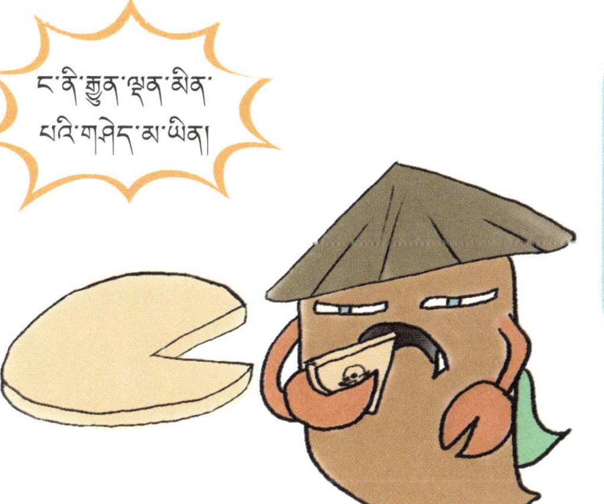

རང་རྒྱལ་གྱི་སྐྱེས་མའི་ནང་ནུ་མའི་སྐྲན་ནད་ཕོག་ཚད82.0%ཡན་ལ་སླེབས་ཡོད།

འདི་ཡིས་སྐྱེས་མ་མང་པོ་ཞིག་གི་ལུས་ཁམས་དང་སེམས་ཁམས་ལ་ཕོག་ཐུག་ཆེན་པོ་བཟོས་ཤིང་དཔལ་འབྱོར་གྱི་གནོད་ཤུགས་སྤྲད་ཡོད།

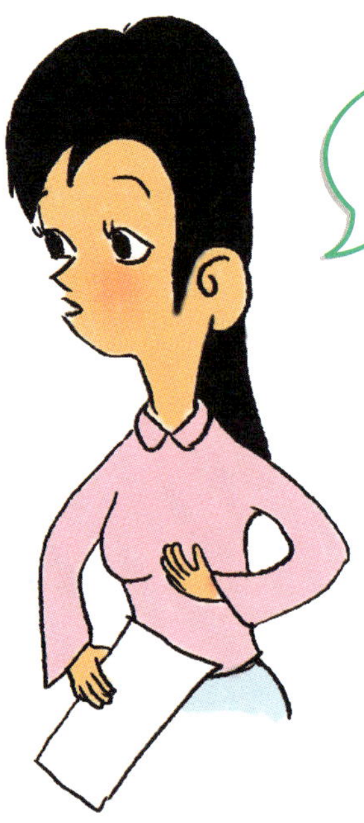

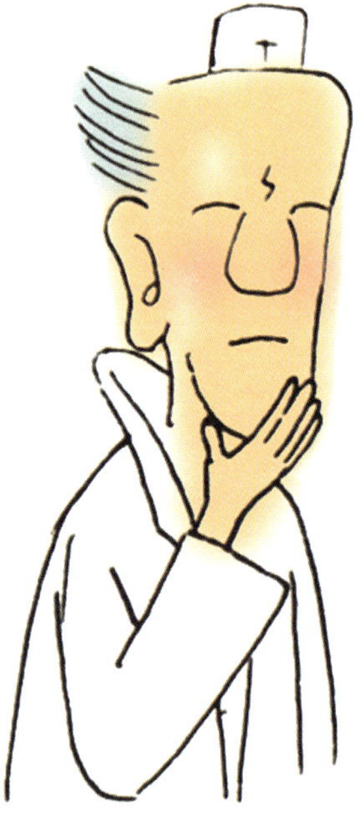

སྦྱ་མོ་ནས་ཤེས་པ། སྦྱ་མོ་ནས་བཤེར་བ། སྨན་གསོ་སྦྱ་བཅོས་གསུམ་ཤིན་ཏུ་གལ་ཆེ།

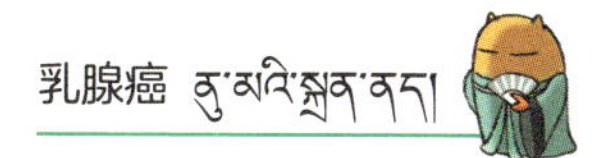

ནུ་མའི་སྐྲན་ནད་ནི་ཐོག་མའི་དུས་སུ་མྱོང་ནས་ཤེས་དཀའ།

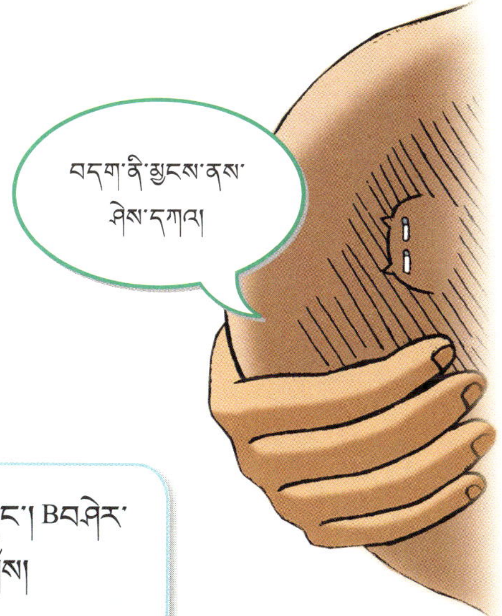

ངེས་པར་དུ་ནུ་མའིXབཤེར་ཤེལ་དང་། Bབཤེར་ཤེལ་སྦྲེལ་ནས་འཚོལ་བཤེར་བྱ་དགོས།

Xསྐྱུད་བཤེར་བ།

Bཤེལ་བཤེར་བ།

འབྲས་སྐྲན།

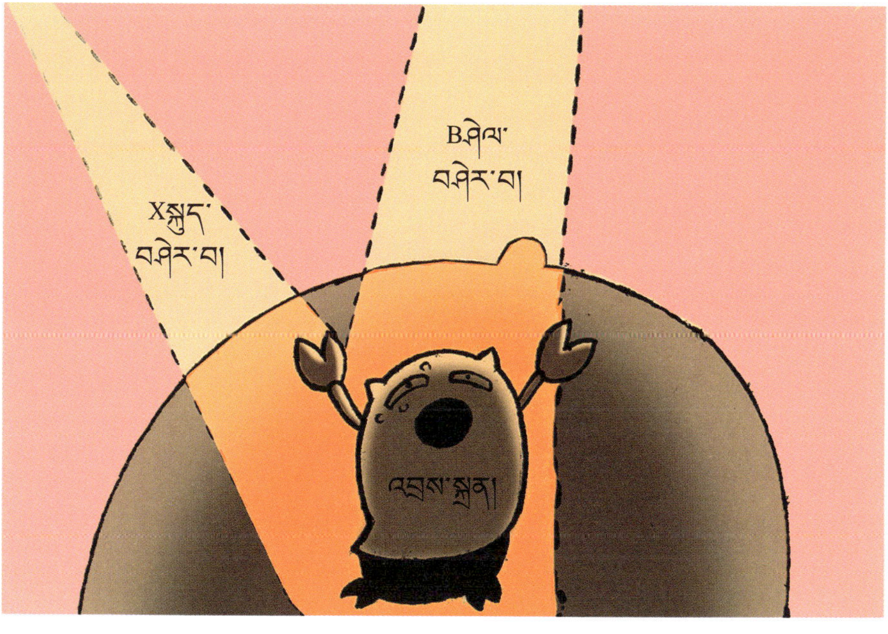

MRIབརྟག་བཤེར་བྱས་ཚེ་ནུ་མའི་སྐྲན་ནད་ཡོད་མེད་ཐག་གཅོད་ཐུབ། དེ་ནི་དུས་རྒྱུན་གྱི་བརྟག་ཐབས་གཙོ་བོ་ཞིག་ཡིན།

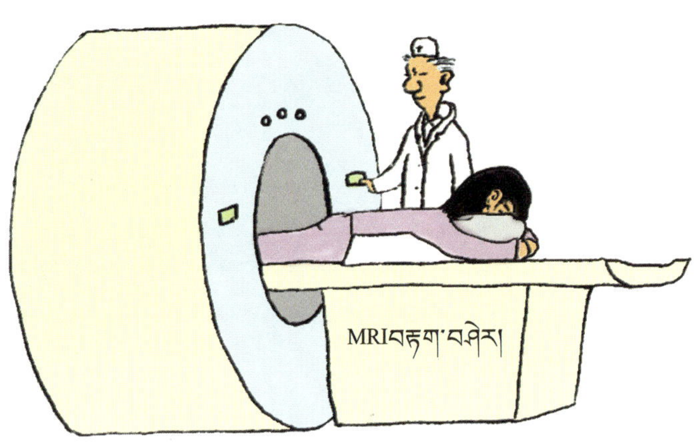

སྐྱེས་མ་ཚང་མས་སྔ་མོ་ནས་ནུ་མའི་སྐྲན་ནད་ཀྱི་ཉེན་ཁར་བརྟག་རྒྱུ་གལ་ཆེ།

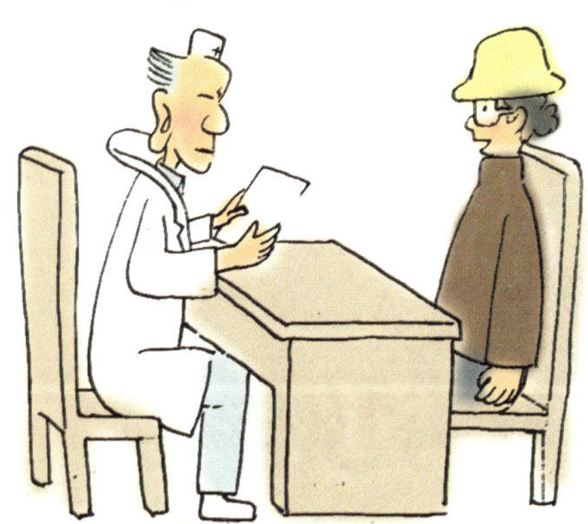

དྲན་སྐུལ། 温馨提示

ནུ་སྐྲན་འཚག་བཤེར་བྱས་ན་སྔ་མོ་ནས་སྐྲན་ངན་ཤེས་པ་དང་སྔ་མོ་ནས་བརྟག་པ། སྨན་གསོ་སྔ་བཅོས་བྱེད་ཐུབ།

乳腺癌筛查可以早发现、早诊断、早治疗乳腺恶性肿瘤。

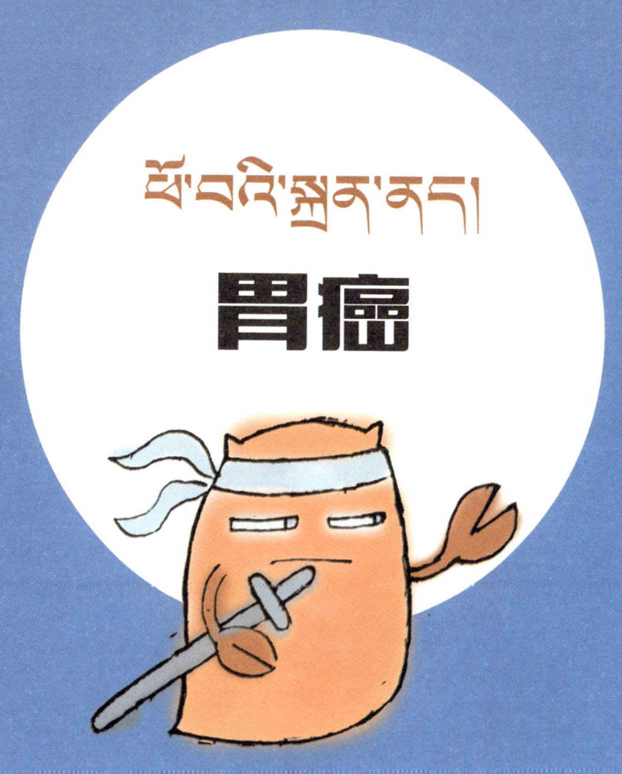
ཕོ་བའི་སྐྲན་ནད།
胃癌

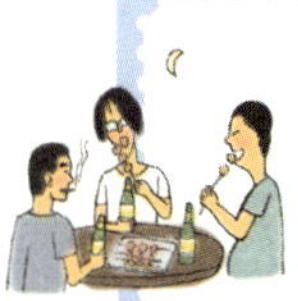

ཟ་འཐུང་ཆེ་ན་གནོད་པ་ཆེ།
暴饮暴食危害大

ལོ་ཉེར་ལྔ་ལ་སོན་པའི་ཧ་
ཕིང་གིས་ལོ་གསུམ་ལ་བྱ་
བ་བསྐྱབས་སོང་།

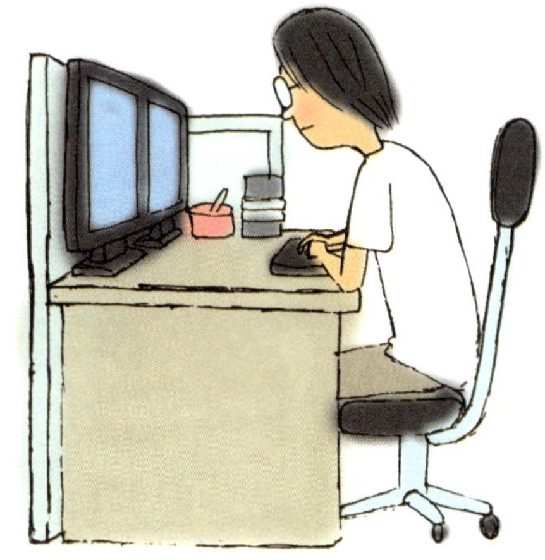

ཕོ་བ་ལྟོགས། གོ་རིམ་
མེད་པའི་མཚན་མོ་ནི་རྣམ་
ཤེས་བོར་བ་དང་འདྲ།

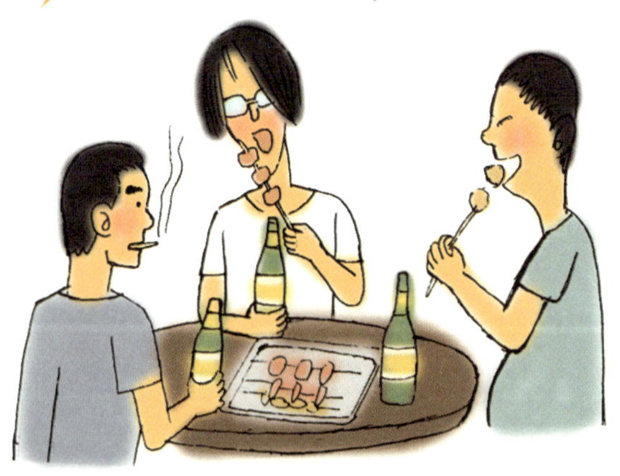

“996”གི་བྱ་བར་འབྲེལ་
ནས་ཁོས་མཚན་མོ་ཆང་
འཐུང་བ་དང་། སྲེག་ཟས་
ཟ་བ་སོགས་བྱེད།

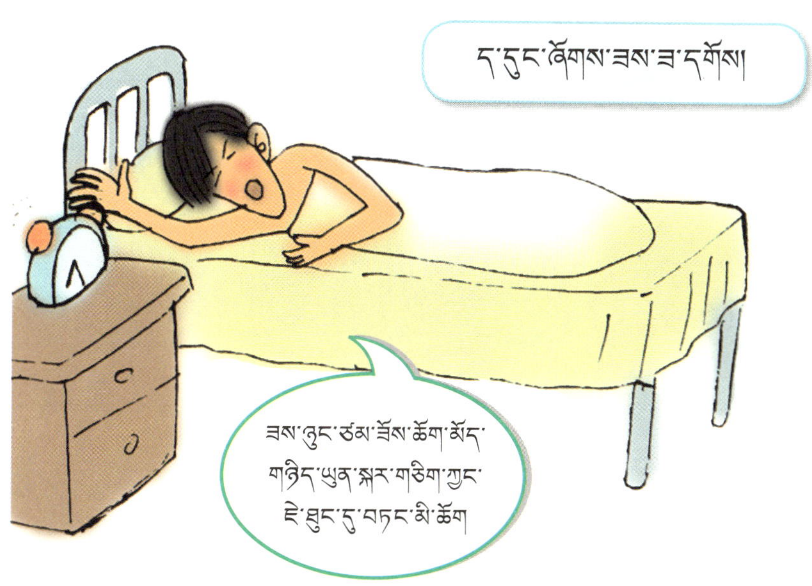
ད་དུང་ཞོགས་ཟས་ཟ་དགོས།
ཟས་ཉུང་ཙམ་ཟོས་ཆོག་མོད་
གཉིད་ཡུན་སྐར་གཅིག་ཀྱང་
ཇི་ཙམ་དུ་བཏང་མི་ཆོག

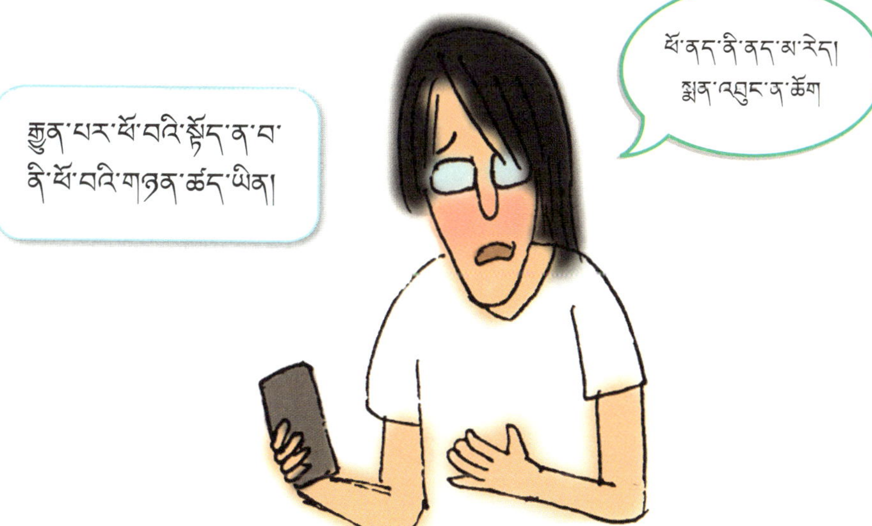
ཕོ་ནད་ནི་ནད་མ་རེད།
སྨན་འཁྱེར་ཆོག
རྒྱུན་པར་ཕོ་བའི་སྟོད་ན་བ་
ནི་ཕོ་བའི་གཉན་ཚད་ཡིན།

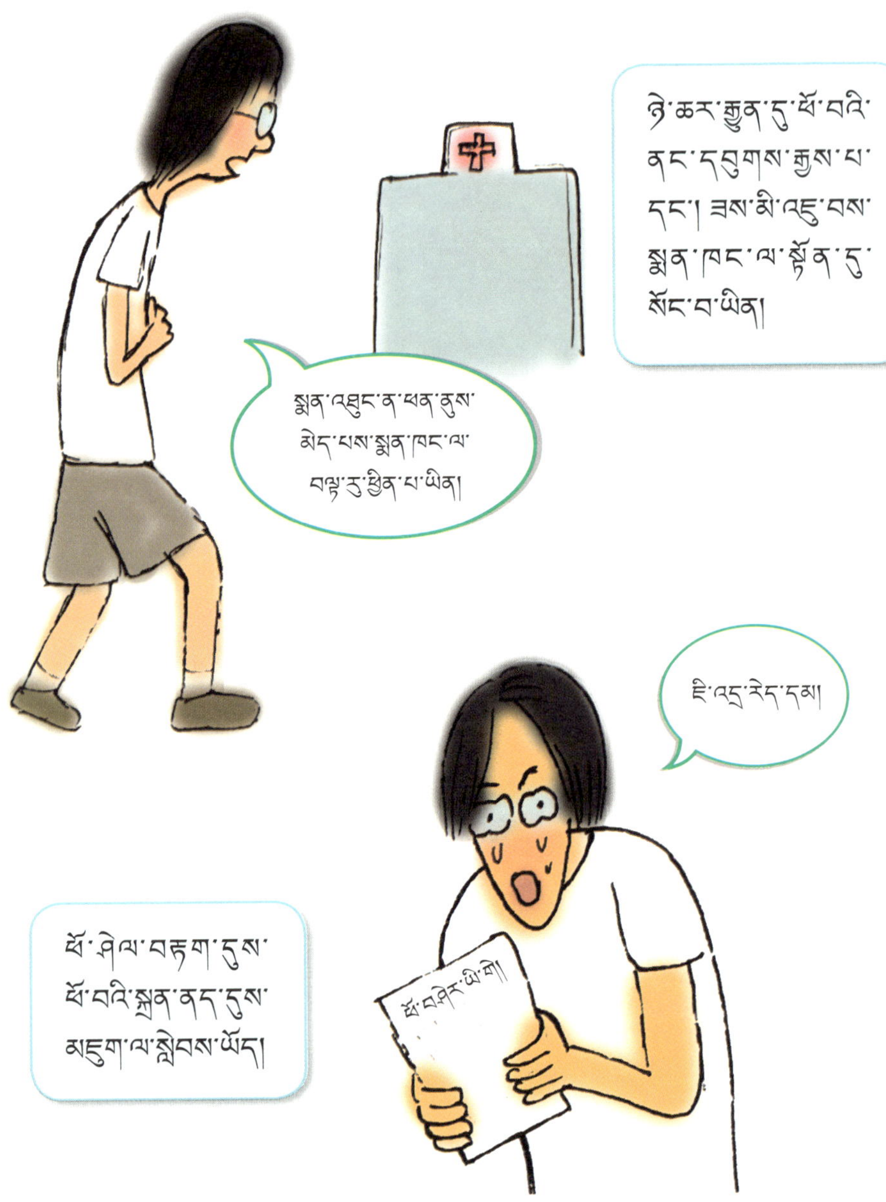
ཉེ་ཚར་རྒྱུན་དུ་ཕོ་བའི་
ནང་དཀྲུགས་རྒྱས་པ་
དང་། ཟས་མི་འཇུ་བས་
སྨན་ཁང་ལ་སྟོན་དུ་
སོང་བ་ཡིན།
སྨན་འཕྲུང་ན་ཕན་ནུས་
མེད་པས་སྨན་ཁང་ལ་
བལྟ་རུ་ཕྱིན་པ་ཡིན།
ཇི་འདྲ་རེད་དམ།
ཕོ་ཞིབ་བརྟག་དུས་
ཕོ་བའི་སྐྲན་ནད་དུས་
མཇུག་ལ་སླེབས་ཡོད།
ཕོ་བཤེར་ཡི་གེ།

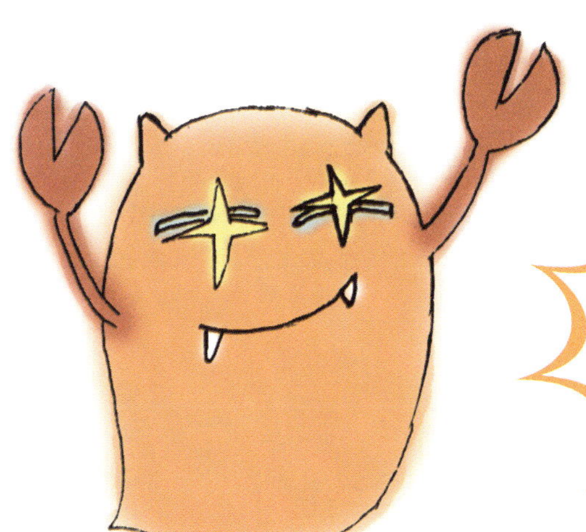

བདག་ནི་ཁྱོད་ཆོས་ཟ་འཐུང་བྱས་ཏེ་ཚོད་འཛིན་མེད་པ་ལ་དགའ་པོ་ཡོད།

སྨན་པའི་འགྲེལ་བཤད། ཟ་འཐུང་ལ་གོམས་གཤིས་ལེགས་པོ་མེད་པ་དང་། སྲེག་ཤ་དང་ཚ་མང་། ཤ་རྙེད། ཤ་རྫུན་ཟོས་ཆེ་ཕོ་བའི་སྐྲན་ནད་འབྱུང་བའི་ཉེན་ཁ་ཡོད།

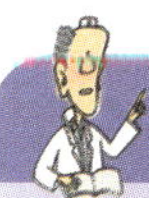

དྲན་སྐུལ། 温馨提示

བདེ་ཐང་གི་ཟ་འཐུང་དང་གོམས་གཤིས་ལེགས་པོ་ནི་ཕོ་བའི་སྐྲན་ནད་ལ་ཧ་ཅང་གལ་ཆེ།

健康的饮食习惯对预防胃癌很重要。

ཕོ་གཞུག་ནར་སྲིན་གྱི་ངོ་གཟབ།
提防幽门螺杆菌

ལོ58ལ་སོན་པའི་ཨ་ཁྲུ་ལི་ལ་ལོ་བཅུ་ལྷག་གི་རིང་ལ་ཕོ་བ་རྨ་རུལ་གྱི་ནད་དང་སྒོ་དྲུང་ནར་སྲིན་གྱི་འགོས་ནད་བྱུང་ཡོད།

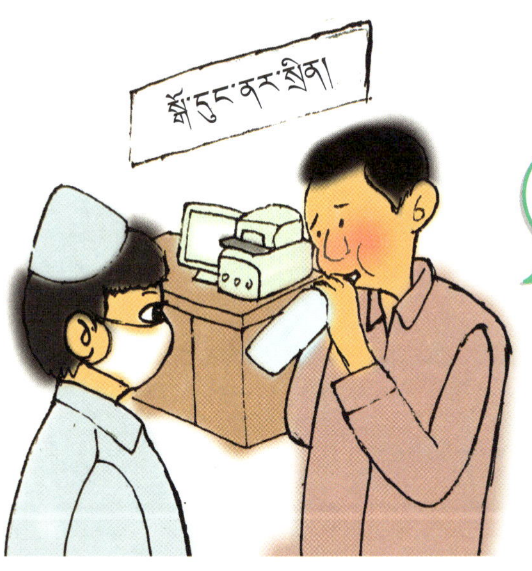

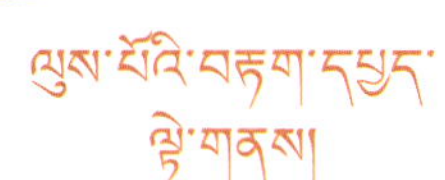
ལུས་པོའི་བརྟག་དཔྱད་
ལྟེ་གནས།

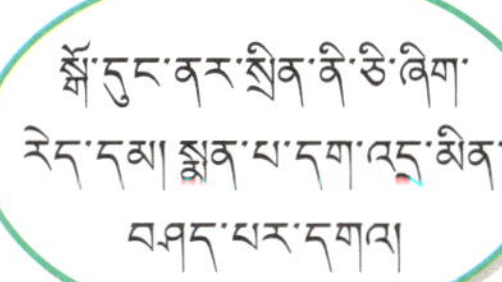
སྒྲོ་དུང་ནར་སྲིན་ནི་ཅི་ཞིག་
རེད་དམ། སྨན་པ་དག་འདྲ་མིན་
བཤད་པར་དགའ།

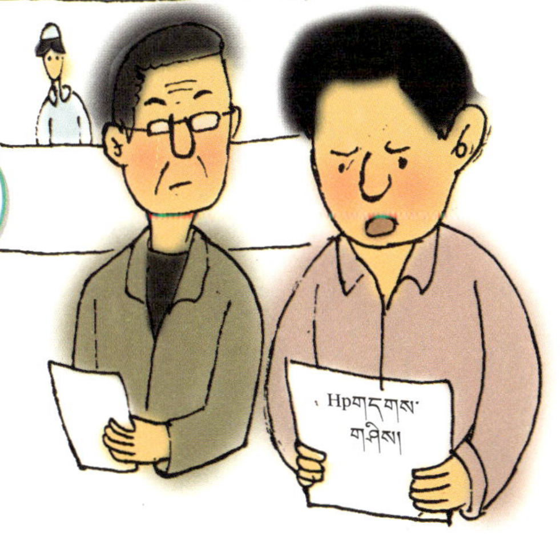
Hpགདགས་
གཤིས།

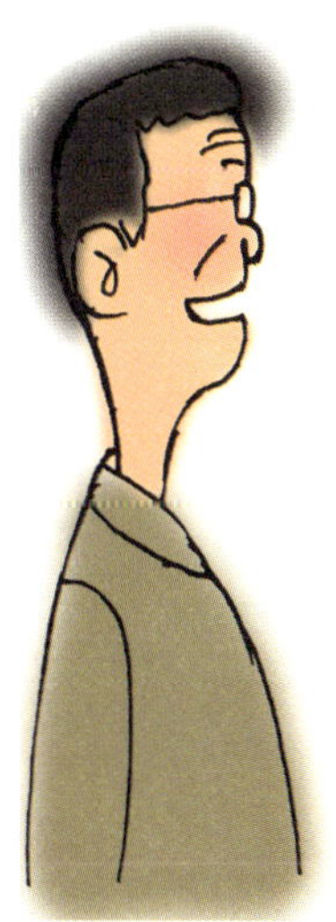

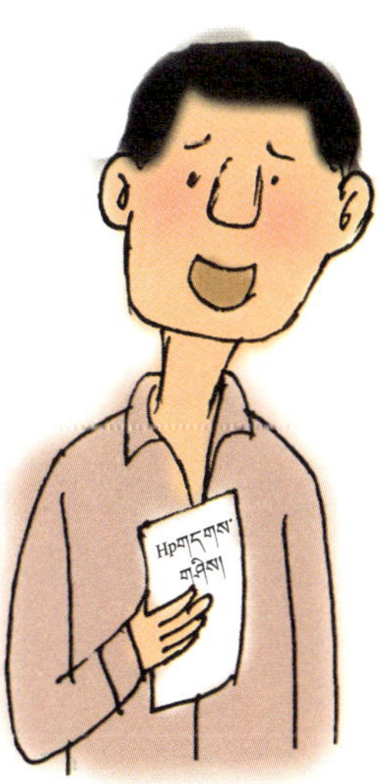
Hpགདགས་
གཤིས།
ཡུན་རིང་ལ་ཚད་ལྡན་
གྱི་སྒྲོ་དུང་ནར་སྲིན་སྨན་
བཅོས་བྱེད་མི་ཉུང་།
འདི་ན་སྲིན། གན་ན་སྲིན།
ནམ་ཞིག་ལ་སྨན་བཅོས་
བྱས་ཚར་རམ།

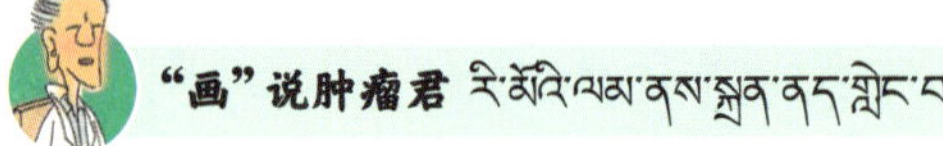

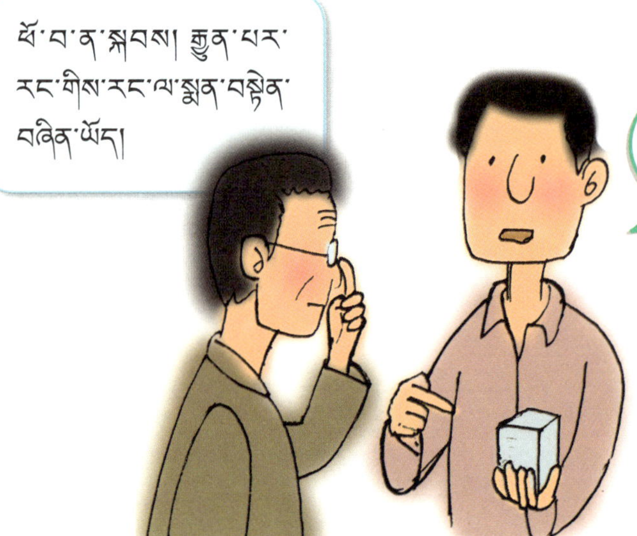
ཕོ་བ་ན་སྐབས། རྒྱུན་པར་
རང་གིས་རང་ལ་སྨན་བསྟེན་
བཞིན་ཡོད།
རྨ་རུལ་ནི་སྔོན་ཆད་
ནས་ན་བ་རེད། ནད་
ཆེན་པོ་ཅི་ཡང་མ་རེད།

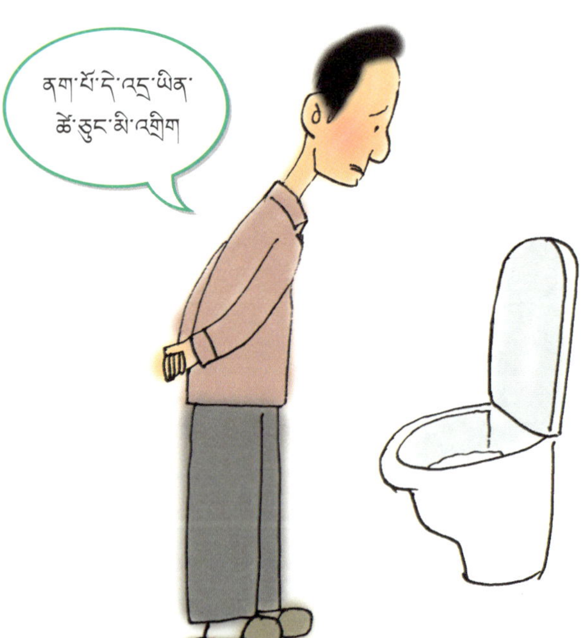
ནག་པོ་དེ་འདྲ་ཡིན་
ཚོ་ཟུང་མི་འགྲིག
ཉིན་རྟག་པར་ཕོ་བ་
བཤལ་བཞིན་ཡོད། ཉེ་
ཆའི་སྐྱག་པ་ནག་པོ་
རེད།

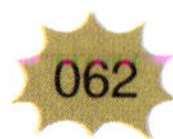

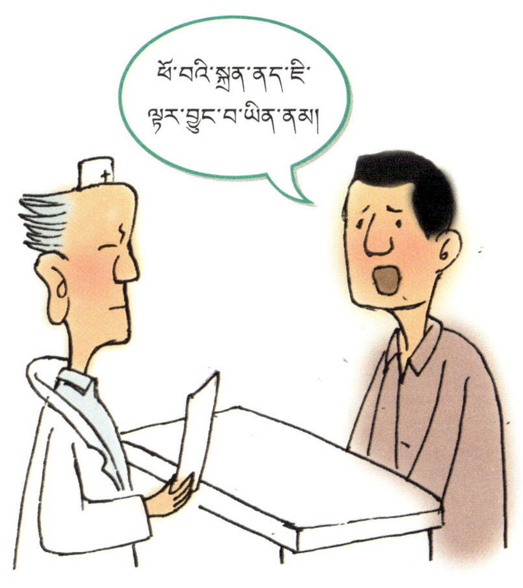

སྨན་ཁང་ལ་སོང་ནས་ཕོ་ཞིལ་གྱིས་བརྟག་དགོས། སྒོ་དྲུང་ནར་སྲིན་ལ་འགོས་ནད་ཡོད་པ་ཞེས། ཕོ་བའི་རྨ་རུལ་ནི་སྦྱ་མོ་ནས་སྐྲན་ནད་ལ་འགྱུར་འདུག

སྨན་པའི་འགྲེལ་བཤད། འཛམ་གླིང་འཕྲོད་བསྟེན་ཚ་འཛུགས་ཕྱུའུ་ཡིས་སྒོ་དྲུང་ནར་སྲིན་ནི་སྐྲན་ནད་ཀྱི་ཉེན་ཁ་གཙོ་བོར་ངོས་བཟུང་ཡོད་པས། ཆེད་ལས་སྨན་བཅོས་ཁང་ནས་བརྟག་དཔྱད་གཏོང་དགོས།

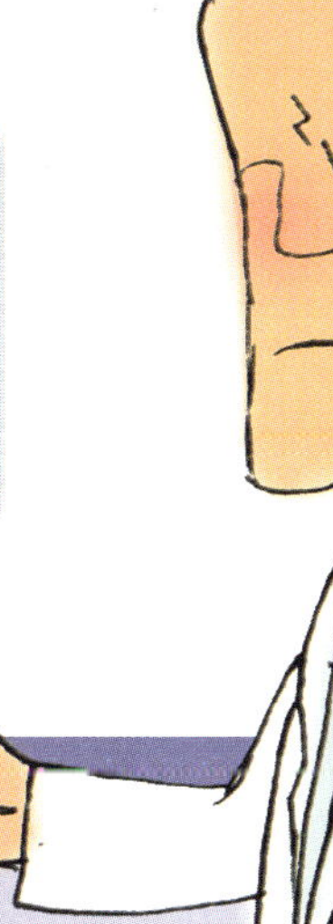

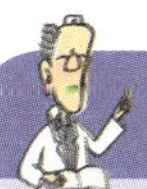

དྲན་སྐུལ། 温馨提示

ཕོ་བའི་ནར་སྲིན（Hp）གྱི་འགོས་ནད་ནི་ཕོ་བའི་སྐྲན་ནད་ཀྱི་ཉེན་ཁ་གཙོ་བོ་གཅིག་རེད། འགོས་ནད་ཡོད་ཚེ་ཚད་ལྡན་སྨན་བཅོས་བྱ་དགོས།

幽门螺杆菌（Hp）感染是胃癌高危因素之一，发现感染应进行规范化治疗。

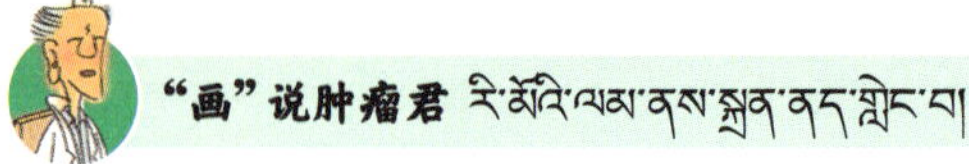

ཕོ་སྐྲན་གྱི་འཚག་བཤེར།

胃癌筛查

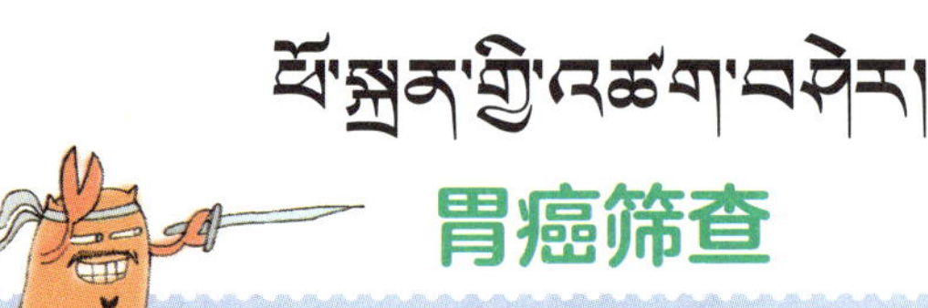

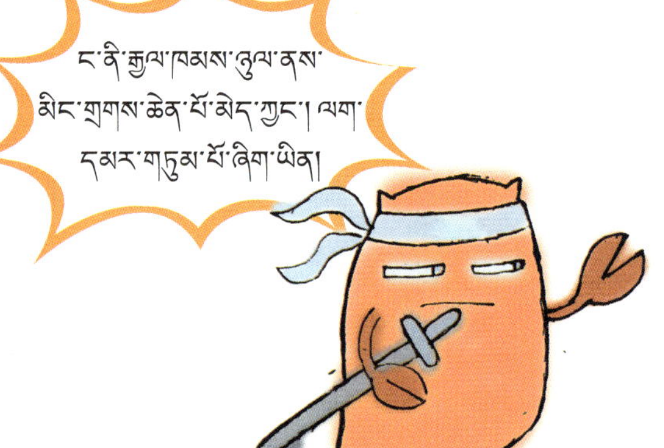

རང་རྒྱལ་དུ་ཕོ་བའི་སྐྲན་ནད་བྱུང་ཚད་ནི་སྐྲན་ནད་ཡོངས་ལས་རིམ་པ་གཉིས་པ་ཡིན། ཤི་ཚད་རིམ་པ་གསུམ་པ་ཡིན།

ཕོ་བའི་སྐྲན་ནད་ཀྱི་སྔ་མོའི་གནས་ཚད70%~90%ཡིན།

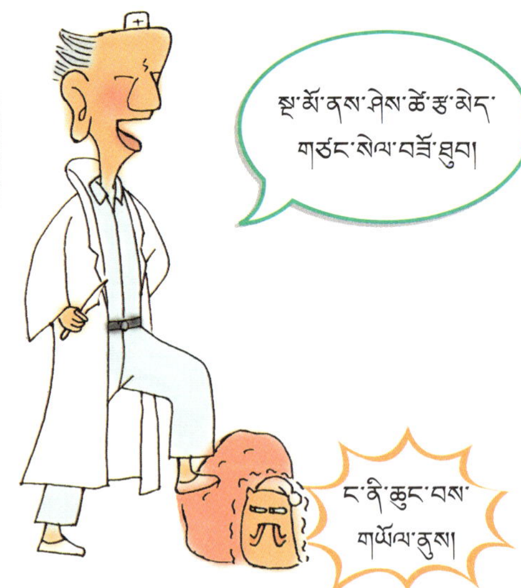

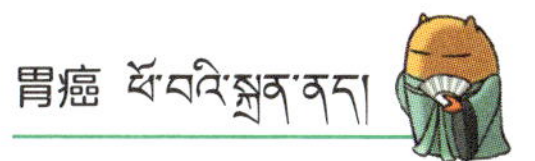

རང་རྒྱལ་གྱི་ཕོ་བའི་སྐྲན་ནད་ཕལ་ཆེ་བ་བར་དཀྱིལ་ལ་ངོས་ཟིན། བར་མཚམས་དང་དུས་མཇུག་གི་གནས་ཚད35%ཡིན།

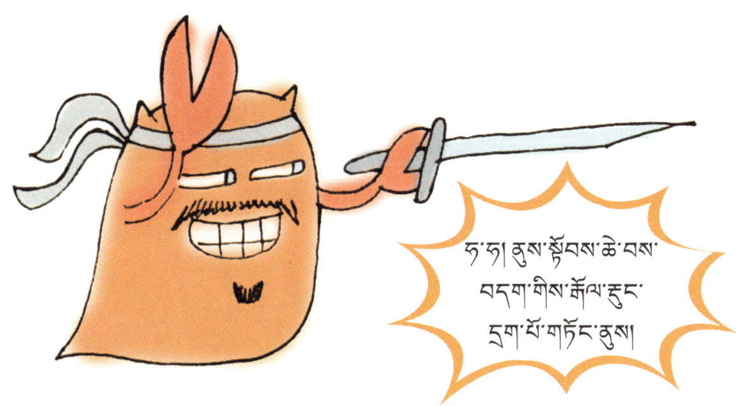

སྔ་མོ་ནས་ཕོ་བའི་སྐྲན་ནད་འཚག་བཤེར་དང་སྔ་མོ་ནས་ངོས་འཛིན། སྔ་མོ་ནས་སྨན་བཅོས་གསུམ་གནད་འགག་ཡིན།

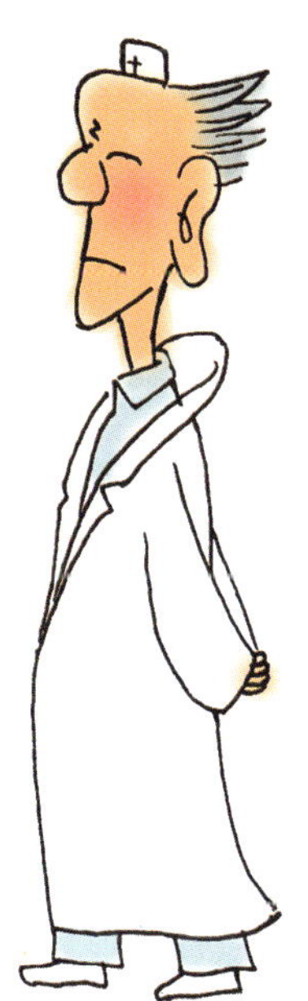

ནད་གདོན་འདི་ལྐོས་ངན་ཞིག་ཡིན་པས་སྔ་མོ་ནས་མ་ཤེས་ཚེ་དཀའ་མོ་ཡིན།

ཕོ་བའི་སྐྲན་ནད་ཀྱི་འཚག་བཤེར་ནི་སྨན་བཅོས་ཐབས་ཤེས་ཕན་ནུས་ལྡན་པ་ཞིག་ཡིན། སྤྱིར་བཏང་ལོ45ནས་འགོ་བཙུགས་ཏེ། ལོ་གསུམ་ནས་ལྔའི་ནང་ཐེངས་གཅིག་ལ་བརྟག་དགོས།

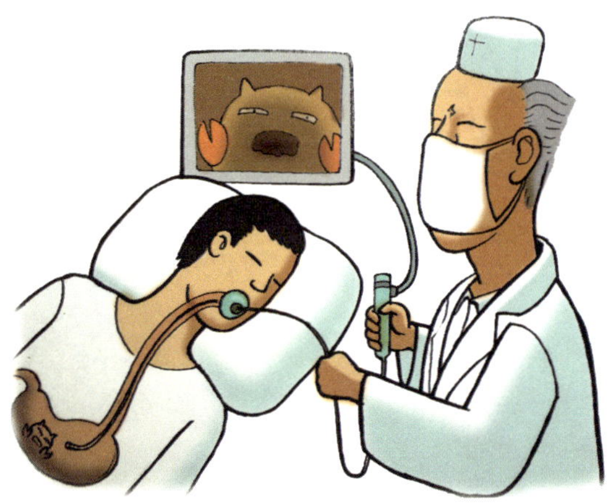

ཕོ་ཤེལ་གྱིས་ཕོ་བའི་སྐྲན་ནད་འཚག་བཤེར་བྱེད་པ་རྒྱ་ཁྱབ་ཏུ་སོང་སྟེ། ཕོ་བའི་སྐྲན་ནད་ཅན་གྱི་ནད་པའི་གནས་ཚད་ཇེ་མཐོར་འགྲོ་བཞིན་ཡོད།

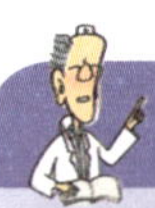

དྲན་སྐུལ། 温馨提示

ཕོ་བའི་སྐྲན་ནད་ངོས་འཛིན་ལ་ཆེས་ཕན་པའི་སྨན་བཅོས་ནི་ཕོ་ཤེལ་བརྟག་དཔྱད་ཡིན།

胃癌筛查的有效方法是做胃镜检查。

གཞང་དཀར་ནག་གི་སྐྲན།

结直肠癌

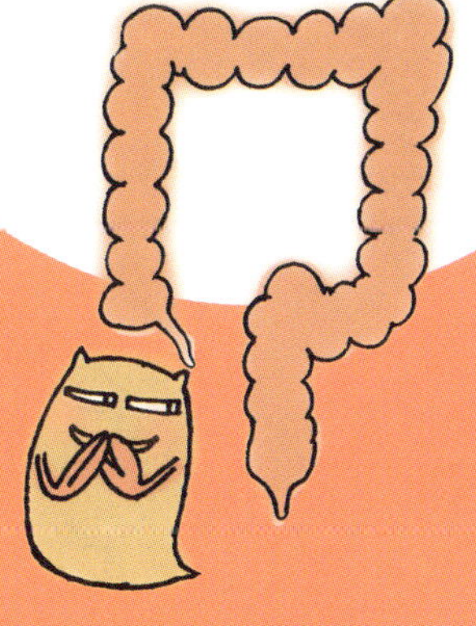

མང་ཟ་ཉུང་འགུལ་ལ་ཉེན་ཁ་ཆེ།
多吃少动风险高

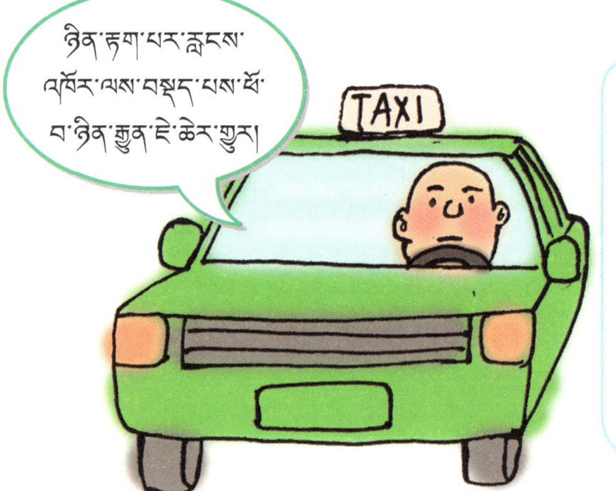

ཀྱིན་ཆོན་པོ་ནི་སྤྲ་གཏོང་རླངས་འཁོར་ཁ་ལོ་པ་ཞིག་ཡིན། ཉིན་རྒྱུན་སྡོད་ཡུན་རིང་སྟེ། རླངས་འཁོར་བསྐོར་ནས་གང་སར་འགྲོ་བཞིན་ཡོད་མོད་འགུལ་བསྐྱོད་བྱ་བཞིན་མེད།

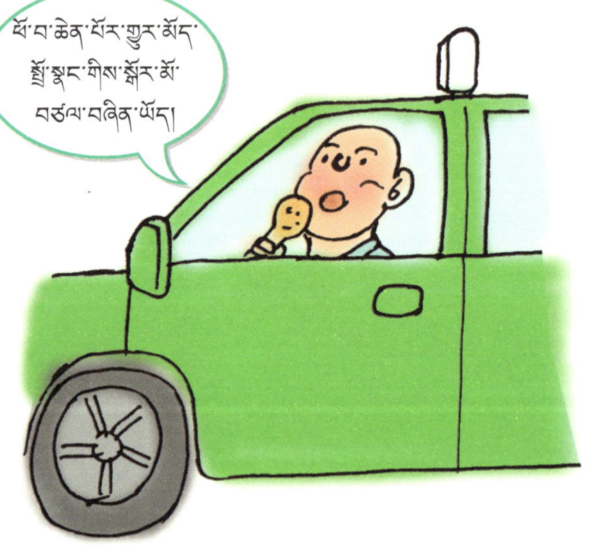

ཉིན་གུང་མགྱོགས་ཟས་ཟ་བཞིན་ཡོད།

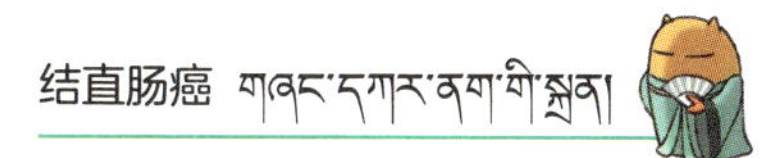

ཉིན་གང་པོར་ངལ་དུབ་བྱུས་མཐར་སྒྲིག་ཟས་དང་སྦྲི་རག་འཐུང་བཞིན་ཡོད།

མཚན་མོ་ལས་མཚམས་བཞག་སྟེ་གྲོགས་པོ་གསུམ་བཞི་ཞིག་དང་མཉམ་དུ་མང་ཟ་མང་འཐུང་བྱེད་པར་དགའ། ལྷག་པར་ཤ་ཟ་རྒྱུ་དགའ་ལ། ཤིང་ཏོག་དང་སྔོ་ཚལ་ཟ་བར་མི་དགའ།

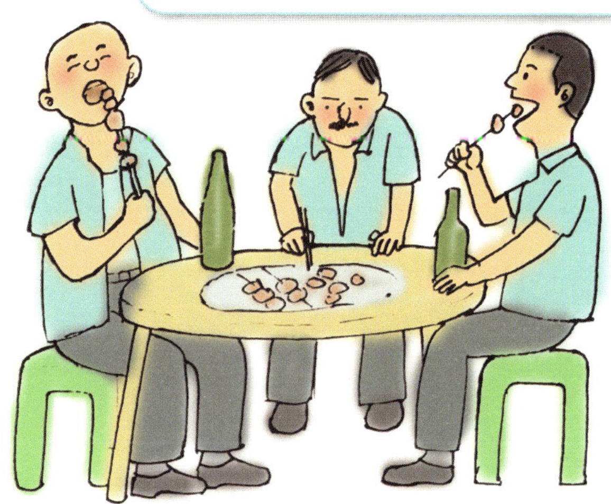

ཕོ་བ་ཆེ་ཞིང་ཕོ་བར་དབུགས་རྒྱས་དོན་ཅི་ཡིན་ནམ།

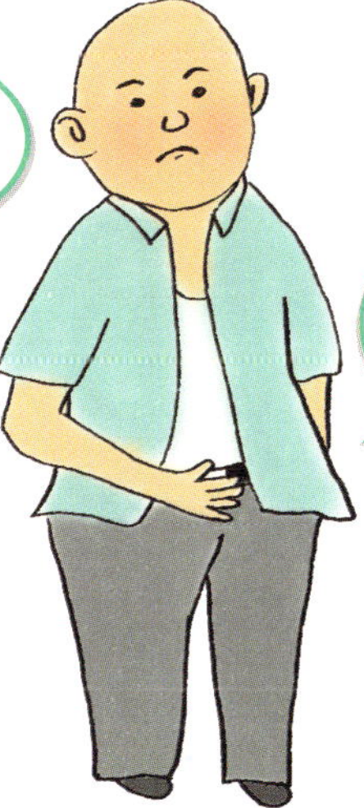

སྐྱག་མདོག་ཀྱང་ལེགས་པོ་མི་འདུག

ཉེ་ཆར་རྒྱུན་པར་ཕོ་བ་ཇེ་ཆེར་འགྲོ་བཞིན་ཡོད་ལ། ཉིན་རྒྱུན་ཆབ་ཁང་ལ་ཐེངས་མང་འགྲོ་དགོས་ཤིང་། རྩ་མདོག་མི་ལེགས།

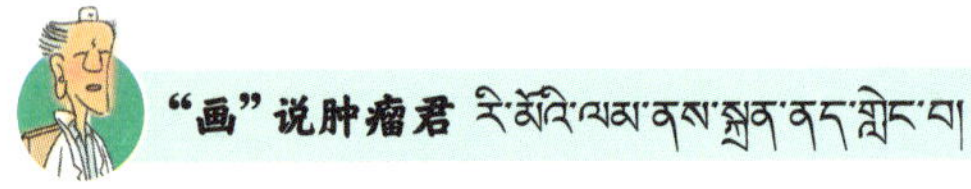

སྨན་ཁང་ལ་སོང་བས་རྒྱུ་ལག་སྐྲན་ནད་ཡིན་པ་ཤེས།

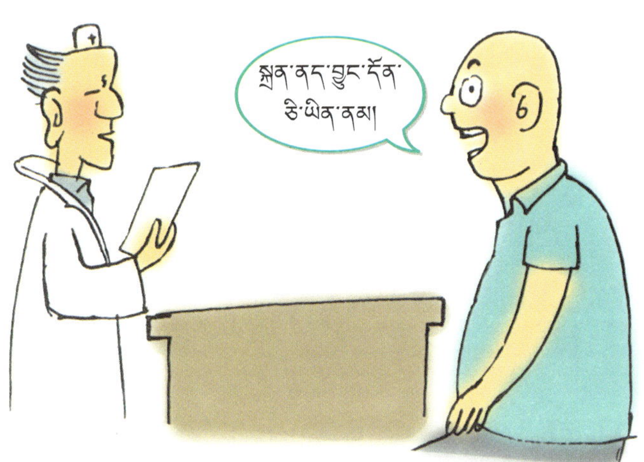

སྨན་པའི་འགྲེལ་བཤད། བརྒྱུག་པ་ཆགས་ཤིང་འགུལ་བསྐྱོད་ཉུང་ལ། ཤ་ཟ་མང་ཞིང་སྔོ་ཚལ་དང་ཤིང་ཏོག་ཟས་པ་ཉུང་ཚེ། རྒྱུ་ལག་སྐྲན་ནད་བྱུང་ཉེན་ཆེ། འགུལ་བསྐྱོད་བྱས་ན་སྐྲན་ནད་བྱུང་ཉེན་ཉུང་།

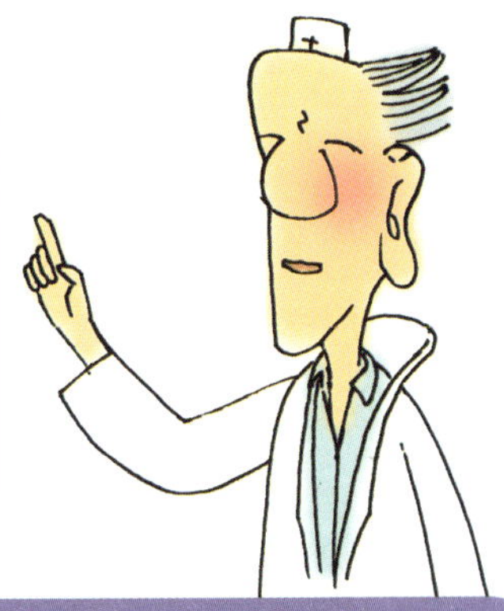

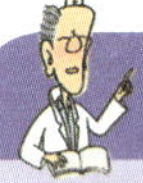

དྲན་སྐུལ། 温馨提示

གཞང་དཀར་ནག་གི་སྐྲན་ནད་འགོག་ཐབས་གཙོ་བོ་ནི་འགུལ་བསྐྱོད་འོས་འཚམ་བྱས་ཏེ་ཟས་སྤྱོད་ལུགས་མཐུན་དང་དུ་ཆང་མི་སྤྱོད་པའོ།།

预防结直肠癌的措施包括坚持适量运动、健康膳食、戒烟酒等。

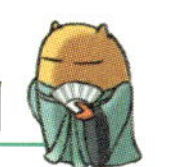

རྒྱུད་ནད་རྒྱུ་རྐྱེན།
遗传因素

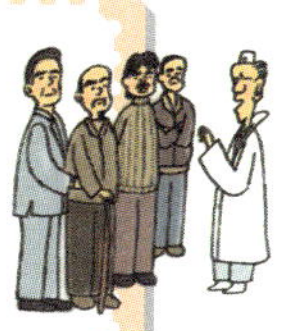

ཨ་ཁུ་�

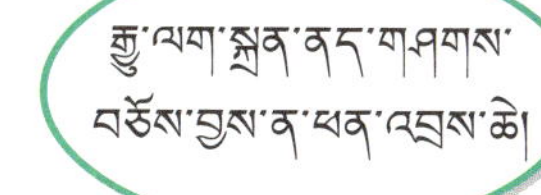

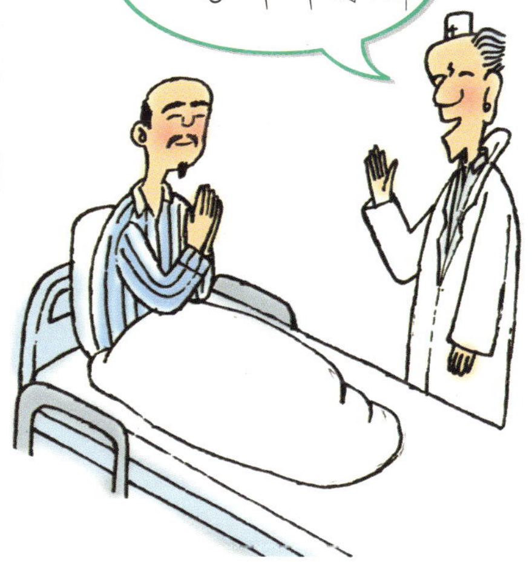

རྒྱུ་ལག་སྐྲན་ནད་ལ་རྒྱུད་ནད་ཀྱི་རང་བཞིན་ཆེ།

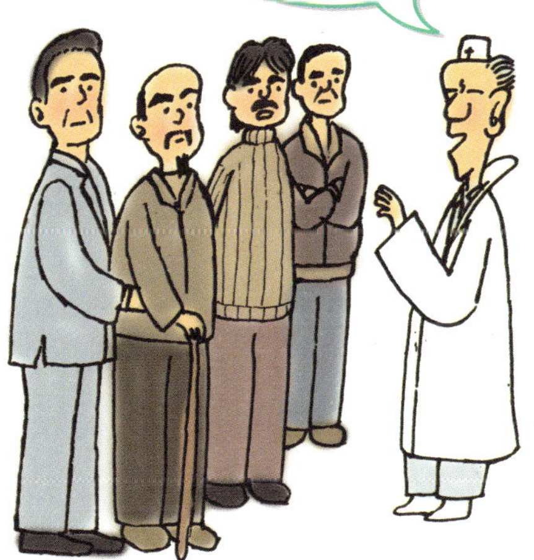

གཤགས་བཅོས་ཚར་རྗེས། སྨན་པས་ཨཱང་ཨ་ཁུ་ལ་བདེ་ཐང་མཇུབ་སྟོན་བྱས། གཞང་དཀར་ནག་གི་སྐྲན་ནད་ལ་རྒྱུ་དཀར་དང་རྒྱུ་ནག་གི་སྐྲན་ནད་གཉིས་ཡོད་ལ། རྒྱུད་འགོས་ནད་ཀྱི་རང་བཞིན་ལྡན། དེ་བས་ལོ་བཞི་བཅུ་དང་ལྔ་བཅུ་ཅན་གྱི་བུ་གསུམ་གྱིས་ཀྱང་འཚག་བཤེར་བྱ་དགོས།

དང་ཐོག་བུ་གསུམ་གྱིས་འཚག་བཤེར་བྱེད་པར་མོས་མཐུན་མེད་མོད། ཨ་ཁུས་ཨུ་ཚུགས་བྱས་མཐར་འཚག་བཤེར་བྱས།

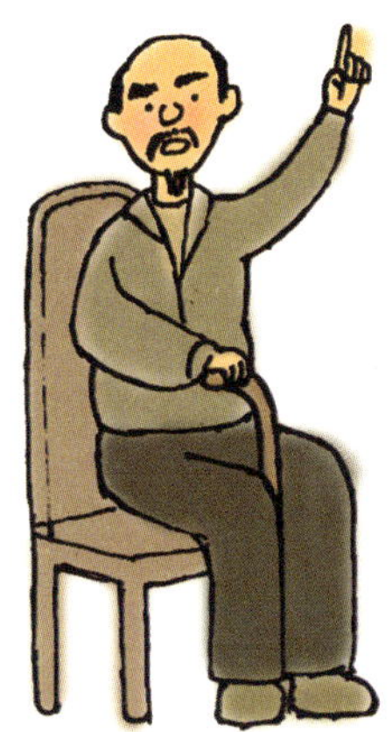

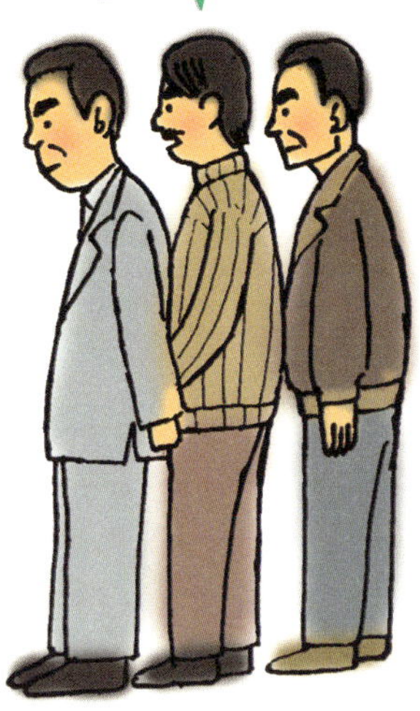

རྒྱུ་ལག་སྐྲན་ནད་ལ་བརྟག་འབྲས། བུ་ཆེ་བ་དང་བུ་ཆུང་བ་ལ་རྒྱུ་ནད་ཡོད་པས་སྐྲན་ནད་ལ་འགྱུར་ཉེན་ཆེ། བུ་འབྲིང་ལ་སྐྲན་ནད་ཐོག་ཡོད།

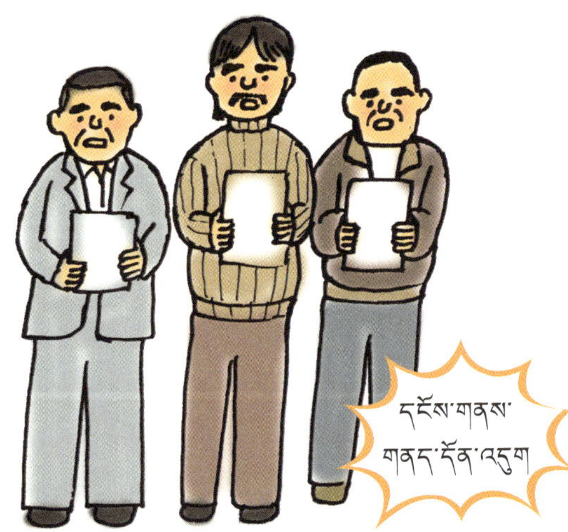

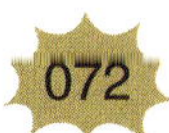

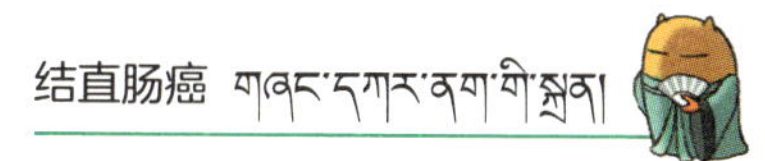

སྤྱི་མོ་ནས་བརྟག་པ་དང་། སྤྱི་མོ་ནས་བཅོས་པས་བུ་གསུམ་གྱི་ལུས་སྐྱིད་ནས་རྩ་མེད་བཟོས།

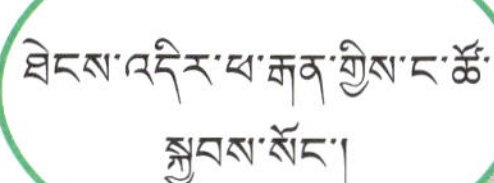

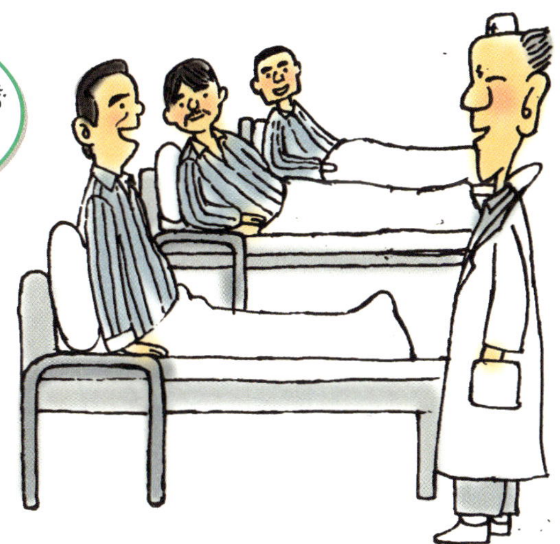

སྨན་པའི་གདམས་པ། སྐྲན་ནད་ལ་རྒྱུད་ནད་ཀྱི་རང་བཞིན་ཤིན་ཏུ་ཆེ།

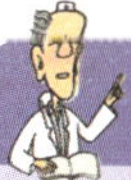

དྲན་སྐུལ། 温馨提示

ཐད་ཀའི་ཉེ་མི་ལ་རྒྱ་ལག་སྐྲན་ནད་བྱུང་མྱོང་ཚོ། གཞང་དཀར་ནག་གི་སྐྲན་ནད་བྱུང་ཉེན་ཤིན་ཏུ་ཆེ།

直系亲属患有结直肠癌的人，患结直肠癌的风险会增高。

གཞང་འབྲུམ་ཡིན་ནམ་སྐྲན་ནད་ཡིན། 是"痔"还是"癌"？

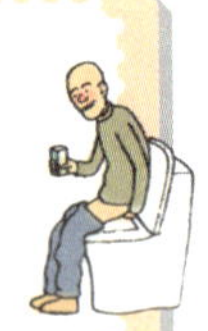

ལོ་འདི་གར་ཚང་མར་
གཞང་འབྲུམ་གྱི་ནད་
བྱུང་བ་མང་།

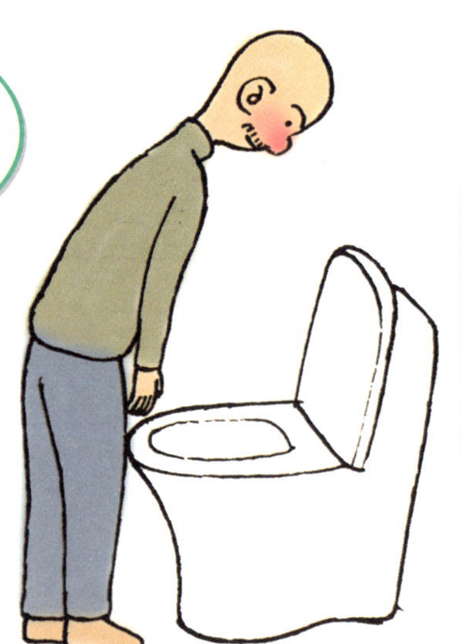

ཉེ་ཚར་ཨ་ཁྲུ་ཀྲོའུ་ཡི་སྐྱག་པའི་ནང་ཁྲག་ཡོད། ཁོང་གིས་གཞང་འབྲུམ་རེད་བསམས།

རྒྱུན་པར་གཞང་འབྲུམ་གྱི་བྱུགས་སྨན་གྱིས་འཇོལ་ཐབས་བྱས།

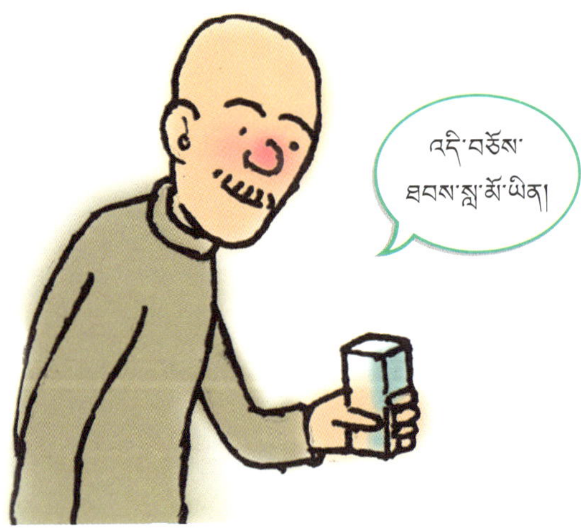

འདི་བཅོས་
ཐབས་སླ་མོ་ཡིན།

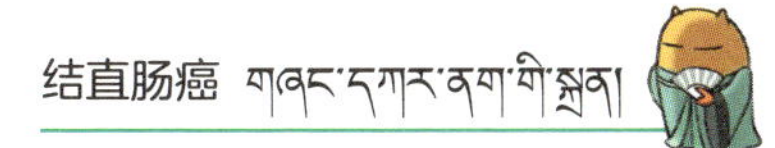

ཉིན་འདི་ཚོར་ཆབ་གསང་གཏོང་ཐུབ་ཀྱིན་མི་འདུག

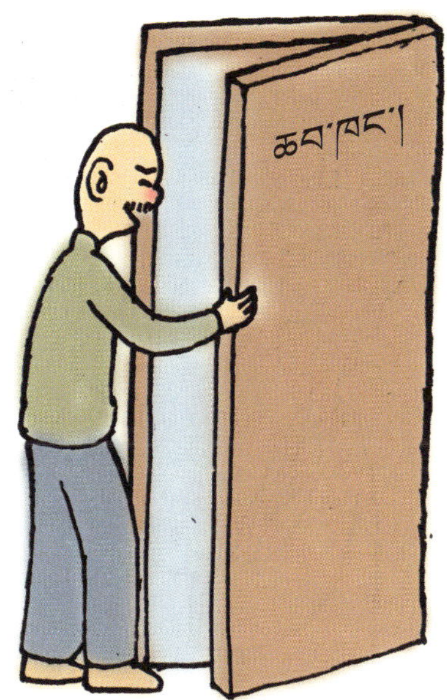

སྨན་ཁང་ནས་བརྟག་འབྲས་ལ་རྒྱུ་ལག་སྐྲན་ནད་རེད། འགྱོད་པ་འཕྱི་འདུག

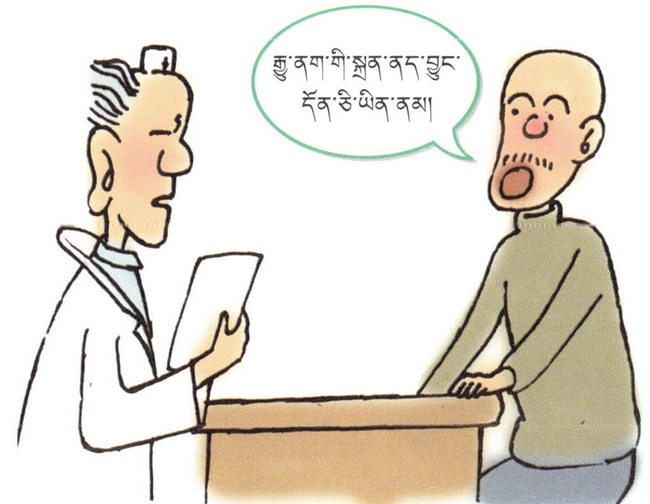

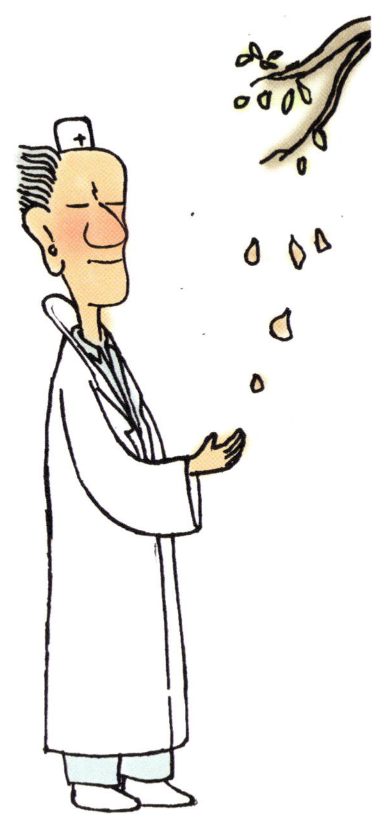

སྨན་པའི་གདམས་པ། སྨན་པས་སྐྱག་མདོག་འགྱུར་བ་དང་ཁྲག་ཡོད་ཚེ་དོ་སྣང་བྱ་དགོས་ལ། དུས་ལྟར་སྨན་བཅོས་གལ་ཆེ།

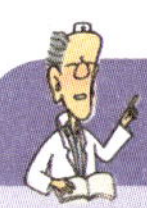

དྲན་སྐུལ། 温馨提示

སྐྱག་ནང་ཁྲག་འདྲེས་ཚེ་དོགས་ཟོན་དགོས། ཚད་ལྡན་སྨན་དཔྱད་གལ་ཆེ་སྟེ་གཞང་འབྲུམ་ལ་འཁྲུལ་མི་རུང་།

大便带血要警惕，正确诊断是关键，勿把癌症当痔疮！

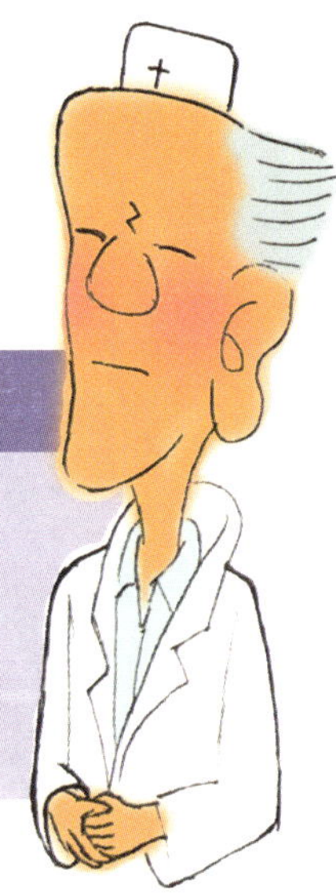

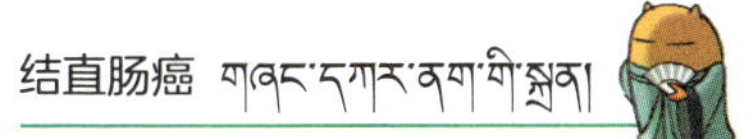

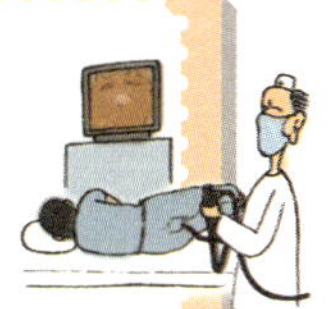

གཞང་དཀར་ནག་གི་འཚག་བཤེར།
结直肠癌筛查

རང་རྒྱལ་ནས་གཞང་དཀར་ནག་གི་སྐྲན་ནད་ཐུང་བ་རྒྱུན་མཐོང་ཞིག་རེད།

རྒྱུ་མ་ཟ་རྒྱུ་ཚང་མ་དགའ་ལ། ངའང་དགའ།

རྒྱུ་ལག་སྐྲན་ནད།

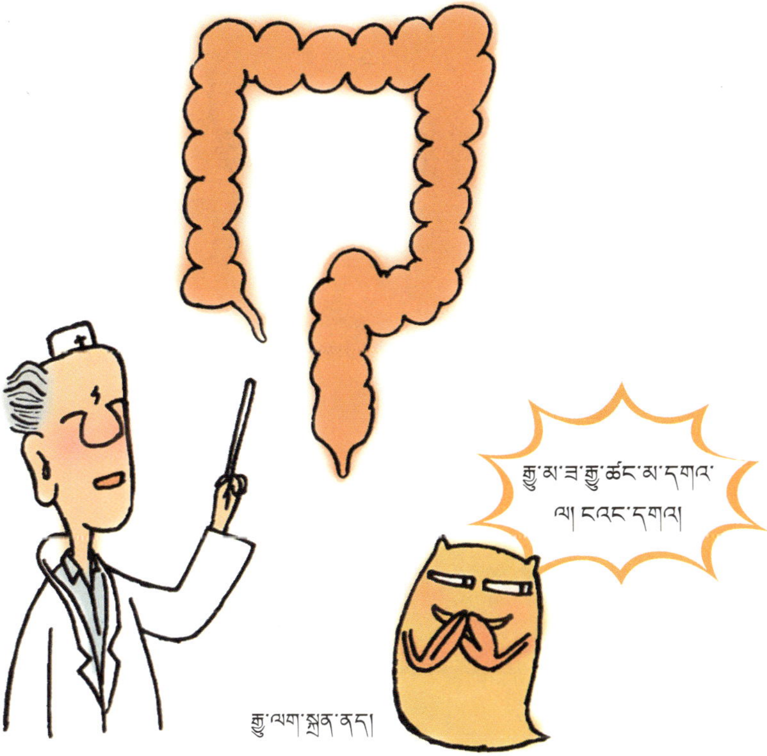

ཉེ་ཆར་རང་རྒྱལ་གྱི་གཞང་དཀར་ནག་གི་སྐྲན་ནད་བྱུང་ཚད་ཇེ་མང་དུ་སོང་ཞིང་། སྐྲན་ནད་ལས་བྱུང་ཚད་ཨང་རིམ་གསུམ་པ་ཡིན། ཤི་ཚད་ཨང་རིམ་ལྔ་པ་ཡིན།

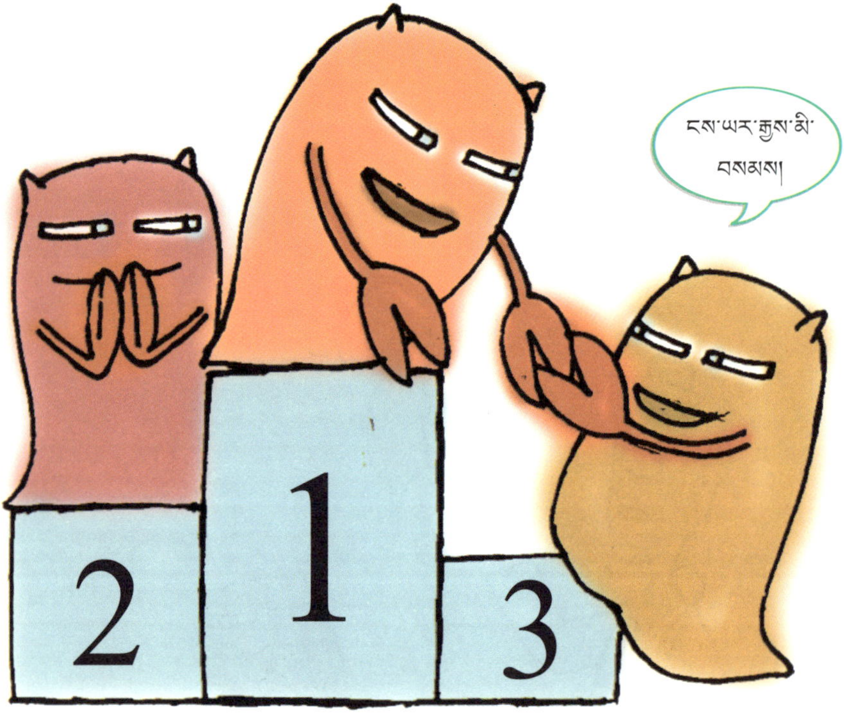

ངས་ཡར་རྒྱས་མི་བསམས།

རྒྱུ་ལག་སྐྲན་ནད།

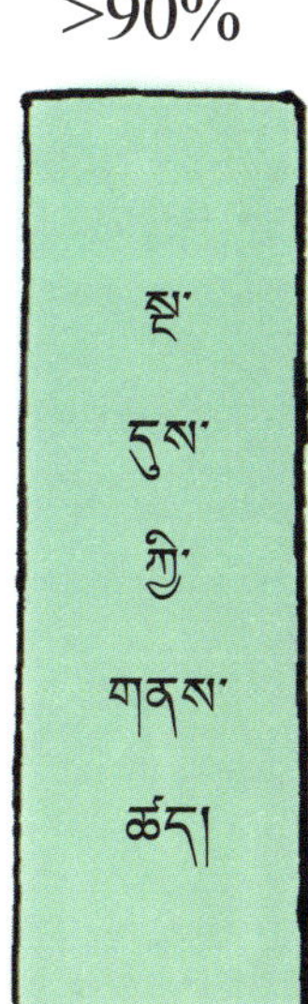

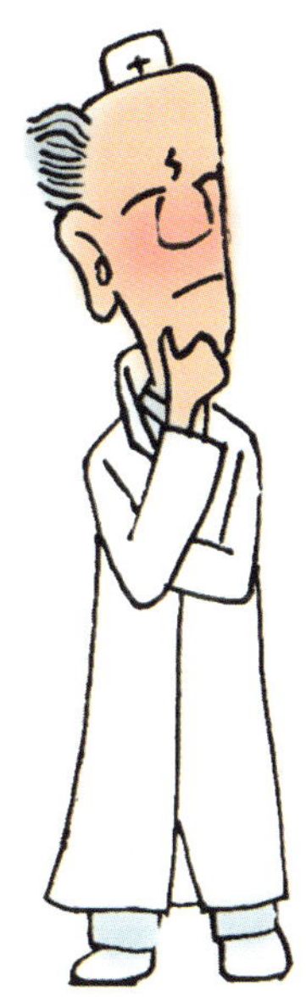

གཞང་དཀར་ནག་གི་སྐྲན་ནད་གནས་ཚད་ནི་སྐྲན་ནད་ཀྱི་དུས་རིམ་ལ་འབྲེལ་བ་དམ་པོ་ཡོད། སྔ་དུས་ཀྱི་རྒྱུ་ལག་སྐྲན་ནད་གནས་ཚད90%ཡིན། དུས་མཇུག་གི་གནས་ཚད15%ཡིན།

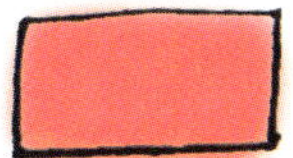

རྒྱུ་ལག་གི་བཤེར་ཞིབ་ནི་རྒྱུ་ལག་སྐྲན་ནད་ལ་འཚོལ་བཤེར་བྱེད་སྐབས་ཤིན་ཏུ་ཕན། ལོ་ཞེ་ལྔ་ཡན་གྱི་མི་དང་མ་རྣམས་ཀྱིས་ལོ་ལྔ་ཡི་ནང་ཐེངས་གཅིག་ལ་བཤེར་ཞིབ་ཀྱི་བརྟག་དགོས།

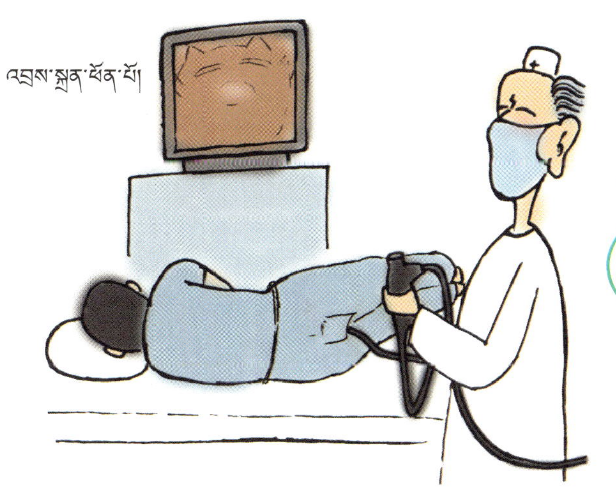

གཅིན་སྐྱག་གི་འཚག་བཤེར་སོགས་ཀྱིས་ཀྱང་གཞང་དཀར་ནག་གི་སྐྲན་ནད་བྱུང་མིན་ཕན་ནུས་ངེས་ཅན་ཐོན་མོད། ཚད་ལྡན་གྱི་སྨན་ཁང་ནས་བརྟག་དགོས།

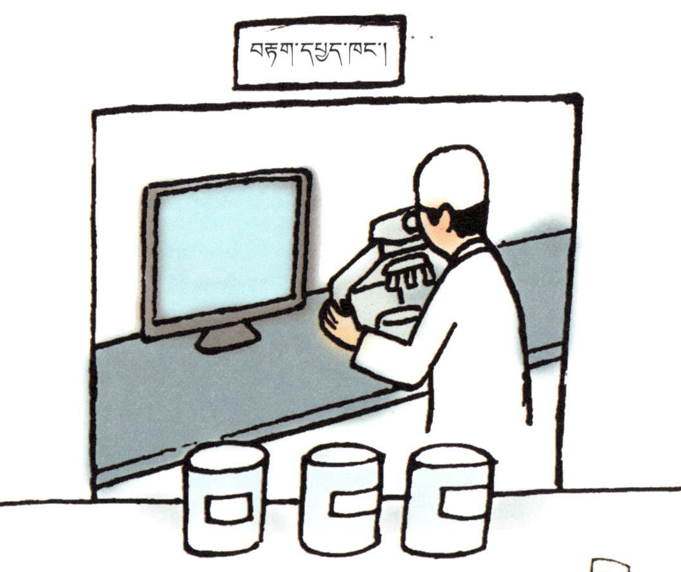

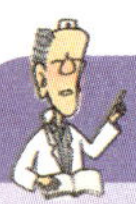

དྲན་སྐུལ། 温馨提示

གཞང་དཀར་ནག་གི་སྐྲན་ནད་ཀྱི་འཚག་བཤེར་ལ་གཅིན་སྐྱག་གི་ཁྲག་གཞལ་དང་། རྒྱུ་མའི་བཤེར་ཞིབ་སོགས་ཡོད།

结直肠癌筛查包括大便隐血检测、结直肠镜检查等。

མཆིན་པའི་སྐྲན་ནད།

肝癌

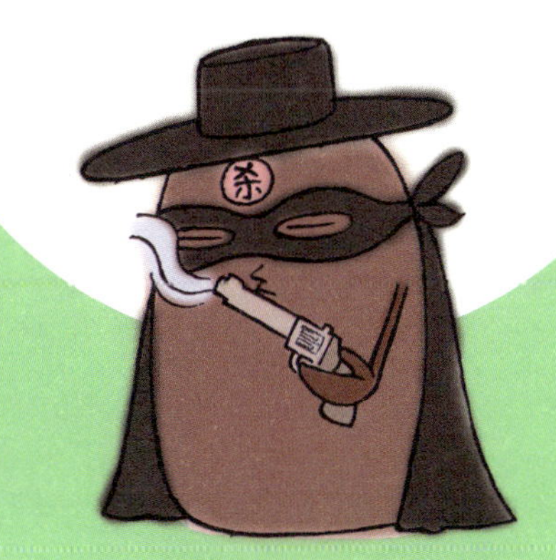

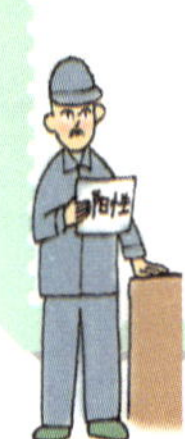

མཆིན་ཚད་ཁ་པའི་འགོས་ནད།
乙型肝炎感染

ཨ་ཁྲུ་ཤུའི་ལ་མཆིན་ནད་ཁ་པ་ཐོག་ཡོད། སྤྱིར་བཏང་མཆིན་ནད་ཁ་པ་ནི་འཇུ་ལམ་བརྒྱུད་ནས་གཞན་ལ་མི་འགོས་ཀྱང་མི་རྣམས་ཀྱིས་རྟག་པར་ཁོང་ལ་འཛེམ་དོགས་བྱེད།

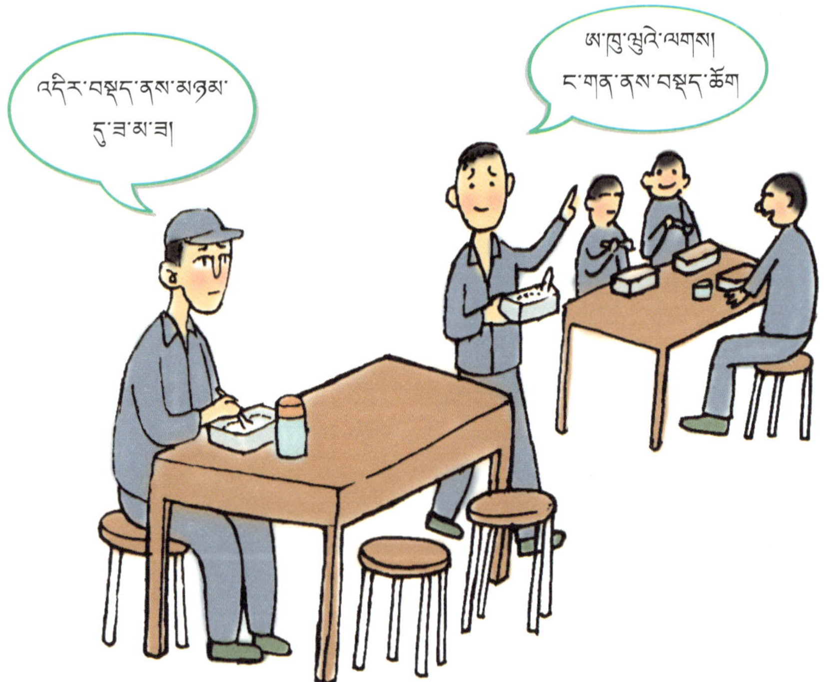

ལོ་རྗེས་སུ་སྨན་ཁང་དུ་སོང་ནས་ཐེངས་མང་པོར་བཅོས་ནའང་། མཆིད་ནད་ཁ་པའི་ངོ་བོ་གདགས་གཞིས་སུ་མ་གྱུར་པས་ཡང་བསྐྱར་སྟོན་དུ་མ་སོང་།

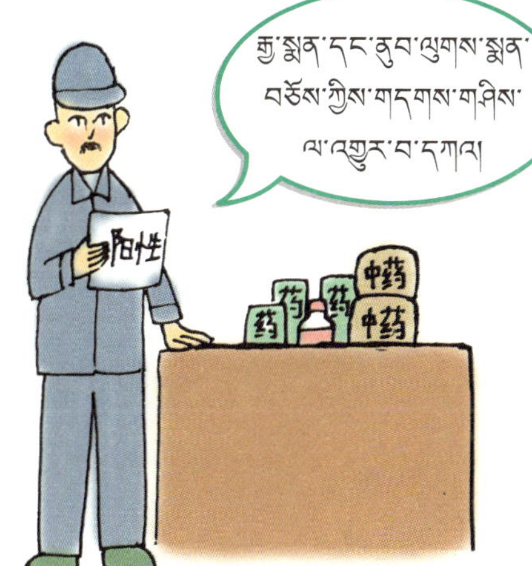

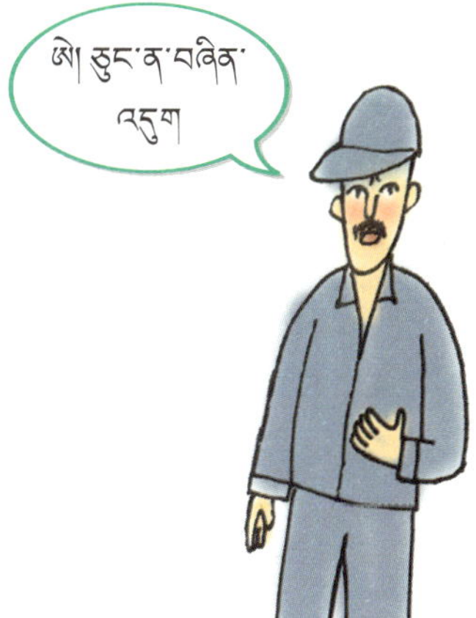

ཉེ་ཆར་ཕོ་བའི་གཡོན་སྙིང་ན་བཞིན་འདུག

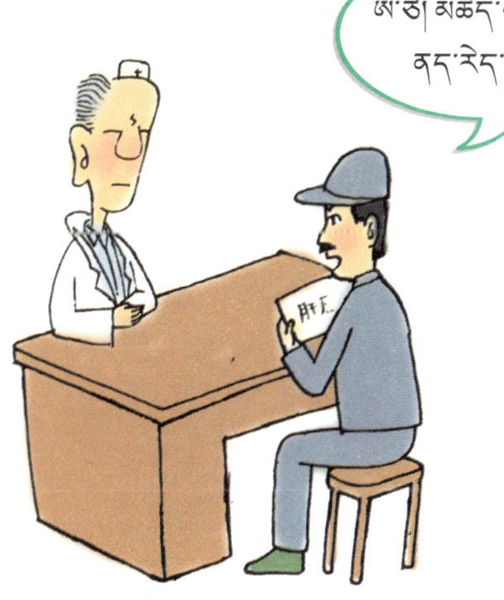

སྨན་ཁང་ལ་བསྟན་དུས་མཆེད་པའི་སྐྲན་ནད་ཀྱི་དུས་མཇུག་ལ་སླེབས་འདུག

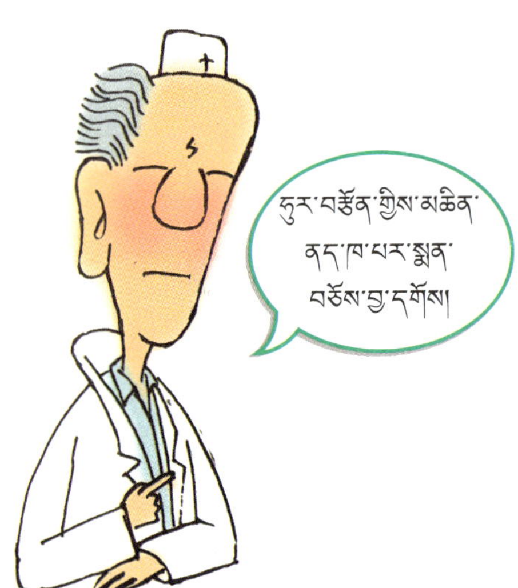

སྨན་པའི་དབྱེ་ཞིབ། མཆིད་ནད་ཁ་པའི་ནད་དུག་དང་མཆིད་ནད་ག་པའི་ནད་དུག་ནི་མཆིད་པའི་སྐྲན་ནད་ཀྱི་བྱུང་རྐྱེན་གཙོ་བོ་ཡིན། རང་རྒྱལ་ནས80%ཡས་མས་ཀྱི་མཆིན་པའི་སྐྲན་ནད་ཕོག་མཁན་ཚང་མར་མཆིད་ནད་ཁ་པ་ཕོག་སྐྱོང་།

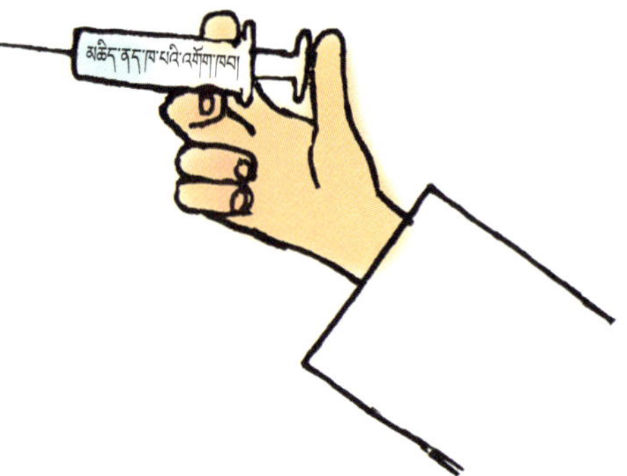

མཆིན་ནད་ཁ་པའི་འགོག་ཁབ་ཀྱིས་མཆིན་ནད་ཁ་པ་འགོག་པར་མ་ཟད། མཆིན་པའི་སྐྲན་ནད་ཀྱི་ཉེན་ཁ་ཇེ་ཆུང་དུ་གཏོང་ཐུབ།

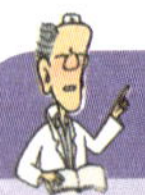

དྲན་སྐུལ། 温馨提示

དལ་གཞིས་ཅན་གྱི་མཆིན་ཚད་ཁ་པ་ལས་མཆིན་པ་སྲ་འགྱུར་བྱུང་ཚེ། མཆིན་པའི་སྐྲན་ནད་བྱུང་བའི་ཉེན་ཁ་ཤིན་ཏུ་ཆེ།

慢性乙型肝炎如果发生肝硬化，就会导致肝癌发病率升高。

ཧྲམ་སྐྱིན་དང་མཆིན་སྐྲན།
霉菌与肝癌

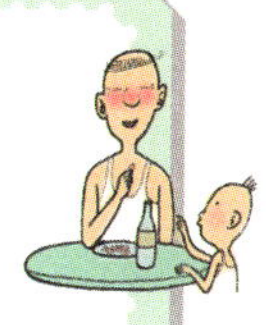

ཨ་ཁྲུ་ཅང་ནི་ཉིན་རྒྱུན་ཆང་དཀར་ཐོར་བ་ཕྱེད་དང་བ་དམ་མཉམ་དུ་ཟ་རྒྱུ་ལ་ཧ་ཅང་དགའ།

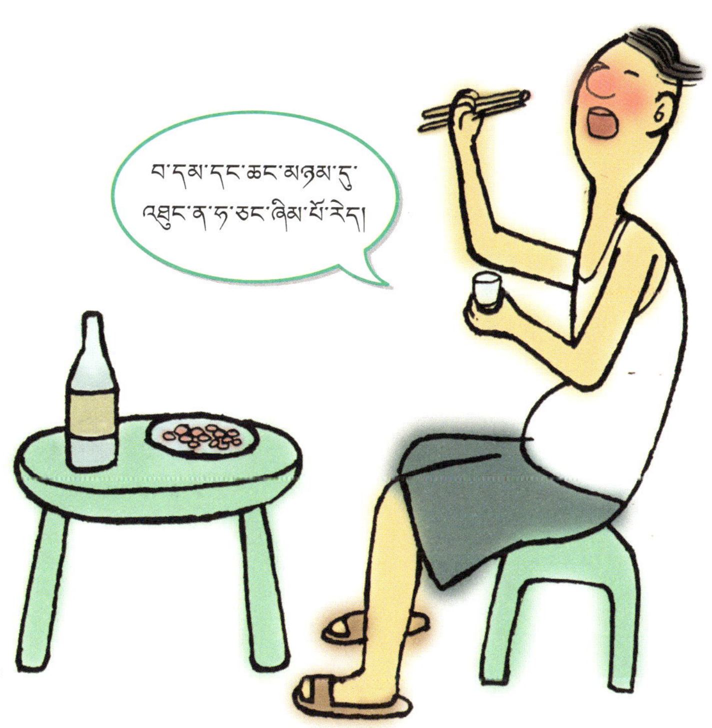

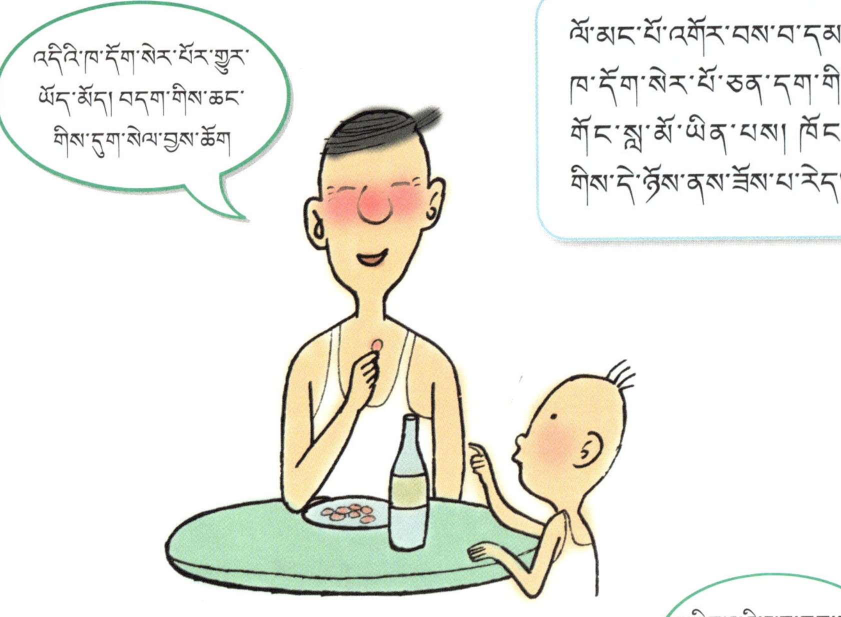
ལོ་མང་པོ་འགོར་བས་བ་དམ་
ཁ་དོག་སེར་པོ་ཅན་དག་གི་
གོང་སྣ་མོ་ཡིན་པས། ཁོང་
གིས་དེ་ཉོས་ནས་ཟོས་པ་རེད།
འདིའི་ཁ་དོག་སེར་པོར་གྱུར་
ཡོད་མོད། བདག་གིས་ཆང་
གིས་དུག་སེལ་བྱས་ཆོག

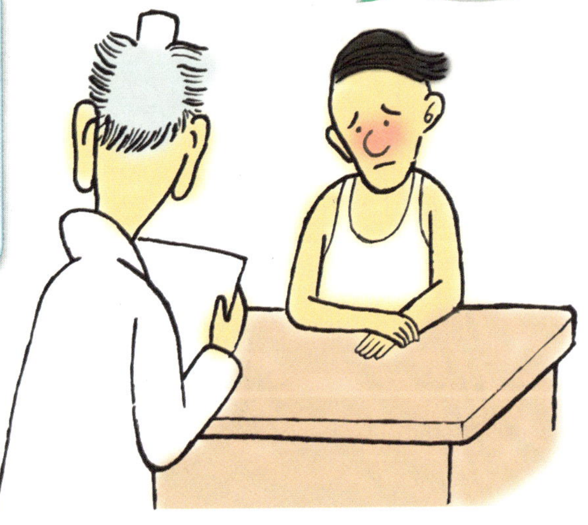
ཉེ་ཆར་ཕོ་བ་ན་ཞིང་ངོ་
མདོག་སེར་པོར་གྱུར་པས།
སྨན་ཁང་ལ་བསྟེན་པ་ན་
མཆིན་པའི་སྐྲན་ནད་དུས་
མཇུག་ལ་སླེབས་འདུག
མཆིན་པའི་སྐྲན་ནད་བྱུང་
དོན་ཅི་ཡིན་ནམ།

སྨན་པས་བལྟས་ན་ཨ་ཁྲུ་ཅང་ལ་མཆིན་པའི་སྐྲན་ནད་ཐོག་རྐྱེན་གཉིས་ཡོད། གཅིག་ནི་ཟས་དུག་ཅན་ཟོས་པ་ཡིན། འཛམ་གླིང་འཕྲོད་བསྟེན་ཚ་འཛུགས་ཀྱིས་དེ་ཉིད་སྐྲན་ནད་བྱུང་རྐྱེན་རིམ་པ་དང་པོར་བརྩིས་ཡོད། བ་དམ་དང་མ་རྨོས་ལོ་ཏོག་ལ་ཟས་དུག་ཐོག་སླ། དེ་ལ་ཧའོ་ཁེ་གཅིག་ཡོད་པས་སྐྲན་ནད་དུ་འགྱུར། ཆུ་ཁོལ་གྱིས་དུག་སེལ་མི་ནུས།

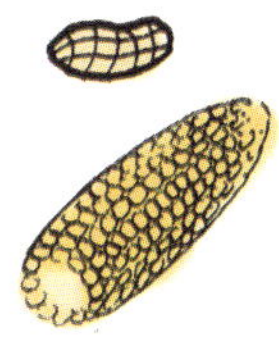

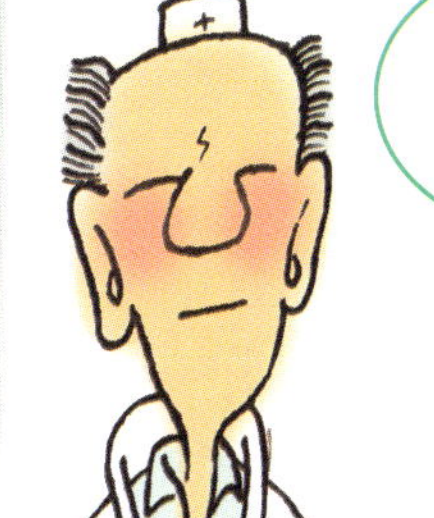

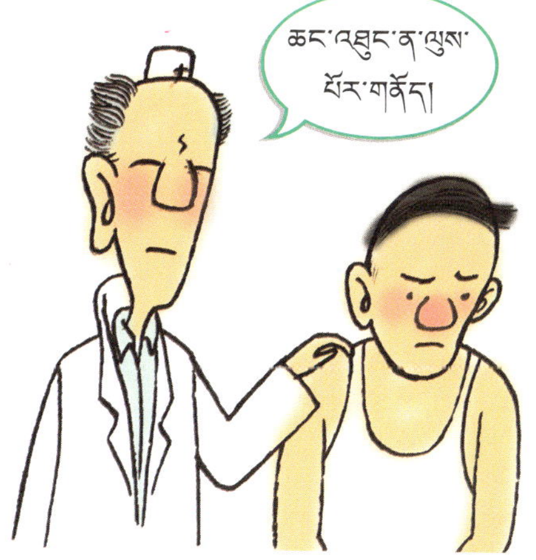

གཉིས་ནི་ཆང་འཐུང་རྐྱེན་ཡིན། ཆང་ནི་མཆིན་པའི་སྐྲན་ནད་ཐོག་རྐྱེན་གཙོ་བོ་རེད།

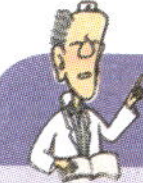

དྲན་སྐུལ། 温馨提示

འཕྲོག་རྣམ་སེར་པོ་ཐོག་པའི་ཟས་རིགས་ཟ་བ་དང་ཆང་འཐུང་བ་ནི་མཆིན་པའི་སྐྲན་ནད་བྱུང་རྐྱེན་གཙོ་བོ་ཡིན།

食用被黄曲霉毒素污染的食物、饮酒都是肝癌的危险因素。

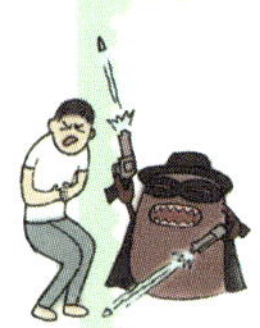

མཆིན་སྐྲན་གྱི་འཚག་བཤེར། 肝癌筛查

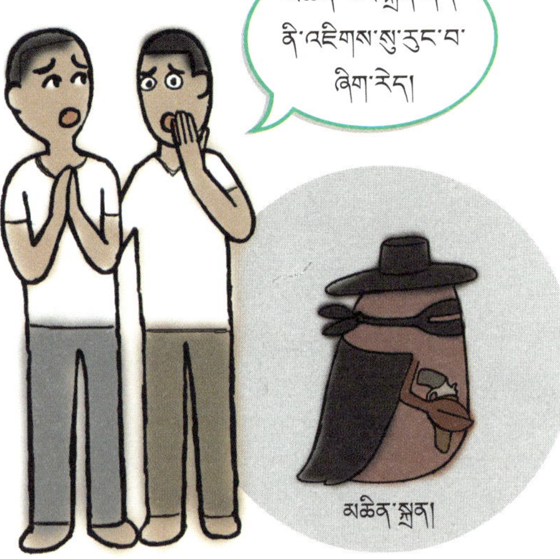

རང་རྒྱལ་ནས་མཆིན་པའི་སྐྲན་ནད་ནི་ཤི་ཚད་རིམ་པ་གཉིས་པ་ཟིན་པའི་ནད་ངན་ཞིག་རེད།

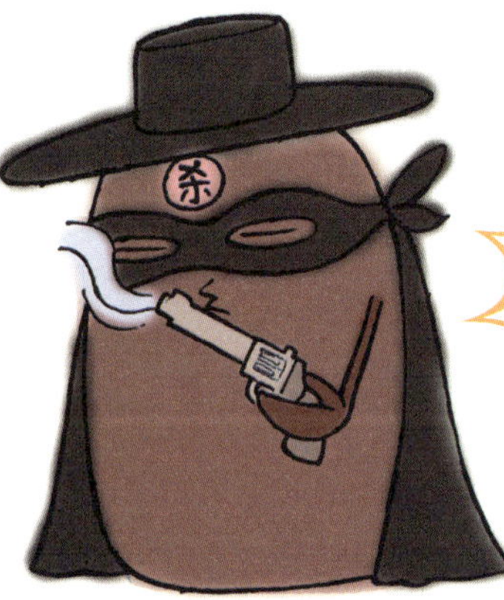

སྤྱིའི་གནས་ཚད་ཕལ་ཆེར12%ཡིན།

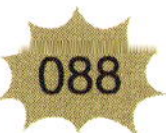

མཆིན་པ་ནི་ནང་གི་དབང་རྩའི་ཁྲོད་ན་ཟུག་ཆེར་མེད་པ་ཞིག་རེད།

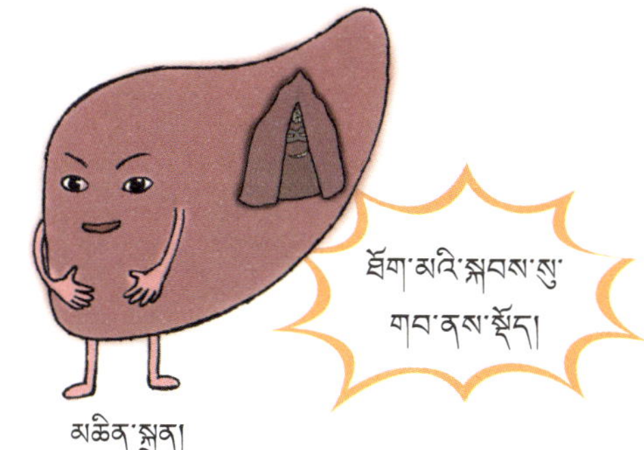

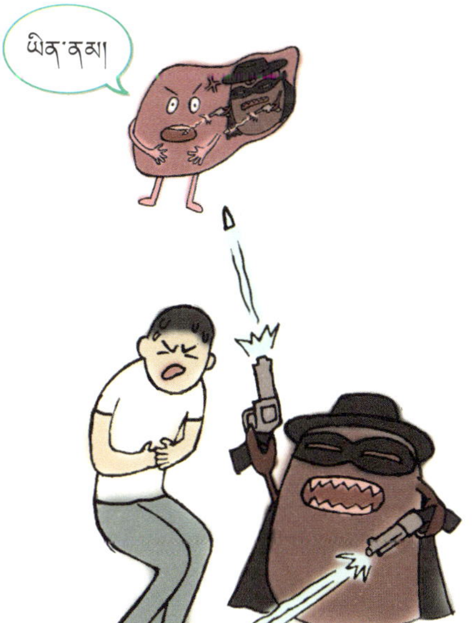

མཆིན་པའི་སྐྲན་ནད་ཀྱི་སྐྲང་རྗེ་མངོན་ཚེ་ད་གཟོད་ན་ཟུག་ཡོད། དེ་བས་མཆིན་པའི་སྐྲན་ནད་ཐོག་སྐབས་དུས་མཇུག་ལ་མ་གཏོགས་མི་ཤེས། འདི་ནི་མཆིན་པའི་སྐྲན་ནད་ཐོག་པའི་ནད་པ་ཕལ་ཆེར་གྱི་གནས་ཚུལ་རེད།

སྔ་དུས་ཀྱི་མཆིན་པའི་སྐྲན་ནད་གནས་ཚད65%ཡིན།

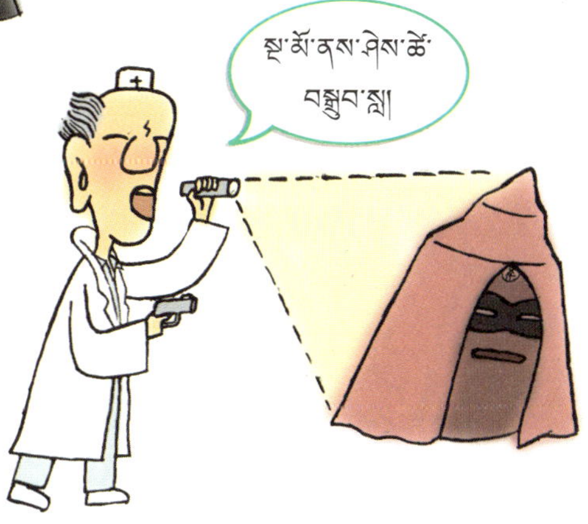

འཚག་བཤེར་བྱེད་ཐབས། ཉེན་ཁ་ཆེ་བའི་མི་རྣམས་ཀྱིས་ལོ་ཕྱེད་ནང་ཁྲག་བཤེར AFP་ཐེངས་རེ་དང་། ཕོ་ཤེལ B བྱ་དགོས།

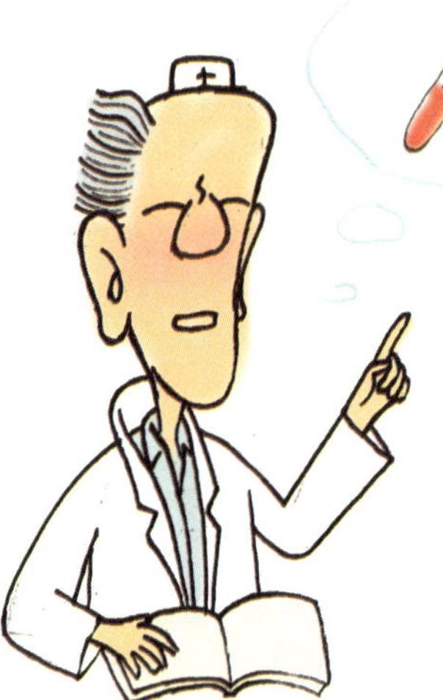

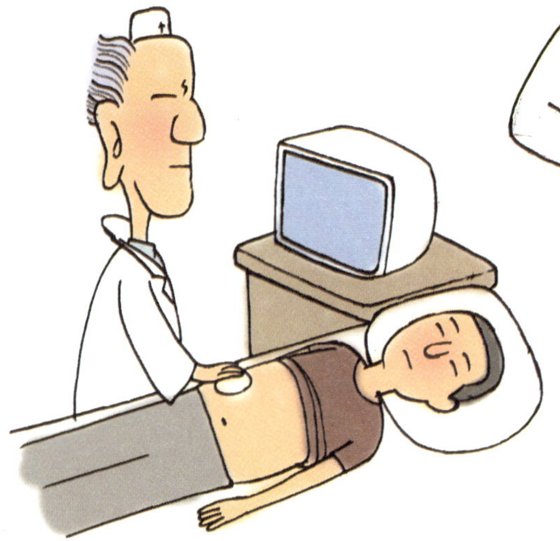

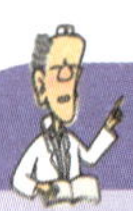

དྲན་སྐུལ། 温馨提示

མཆིན་པའི་སྐྲན་ནད་ཐོག་པ་ཤེས་དུས་ཕལ་ཆེར་དུས་དཀྱིལ་དང་དུས་མཇུག་རེད། ཉེན་ཁ་ཆེ་བའི་མི་རྣམས་ཀྱིས་འཚག་བཤེར་བྱ་རྒྱུ་གལ་ཆེ།

多数肝癌发现时已是中晚期，高危人群应及时进行筛查。

མིད་པའི་སྐྲན་ནད།

食管癌

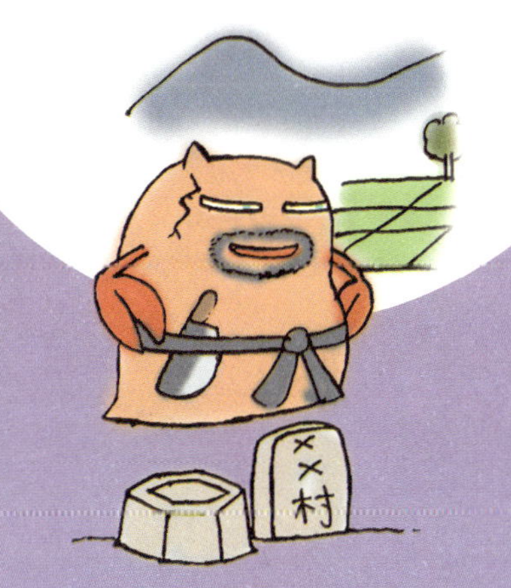

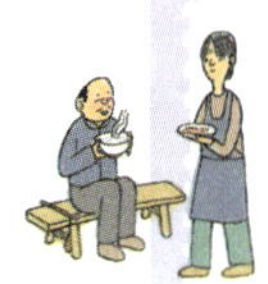

ཚ་ཁོལ་ཅན་ཟམས་འཐུང་བྱེད་པ།
烫饮烫食

ཨ་ཁྲུ་ཡའོ་ནི་ལོ་དྲུག་ཅུ་རེད། སྟ་དགུང་ལ་འབྲས་ཐུག་འཐུང་རྒྱུའི་གོམས་གཤིས་ཡོད།

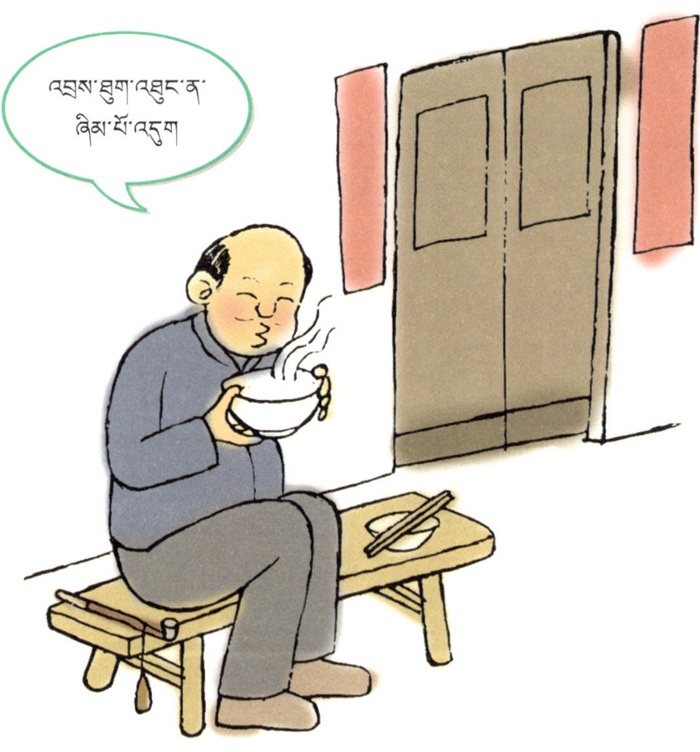

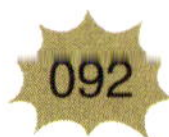

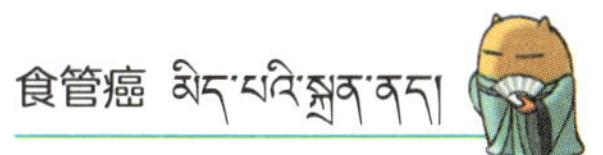

ས་ཆ་འགའ་ཤས་ནས་སྟ་དགུན་གི་དྲོད་ཚད་དམའ་བས། མི་མང་པོ་ཞིག་དྲོད་ཚད་མཐོ་བའི་འབྲས་ཐུག་འཐུང་བར་དགའ།

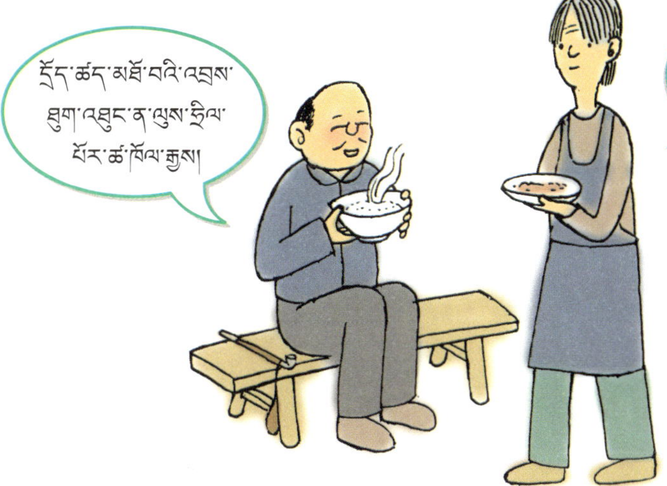

ཉེ་ཆར་ཨ་ཁྲུ་ཡའོ་ཡིས་ཟ་མ་གང་ཟོས་ཙང་། མིད་ཐག་ནང་ཐོགས་ཤིང་། བྲང་ཁ་ནས་ཚ་རྒྱས་པའི་ཚོར་བ་འདུག

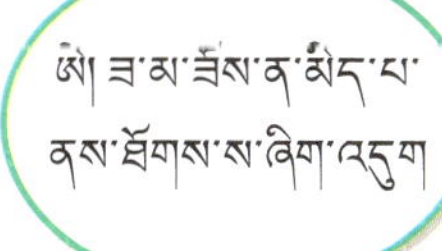

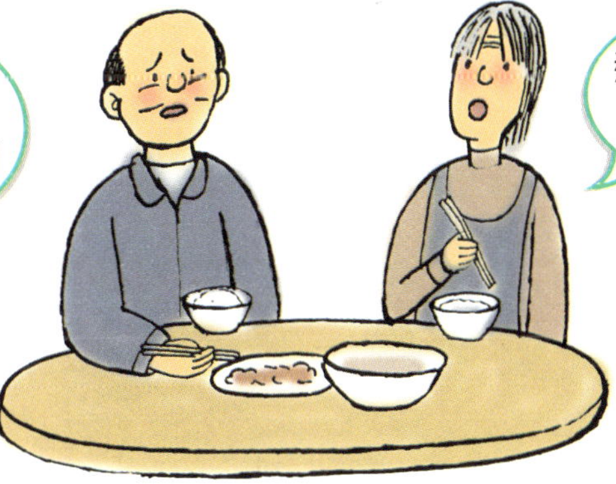

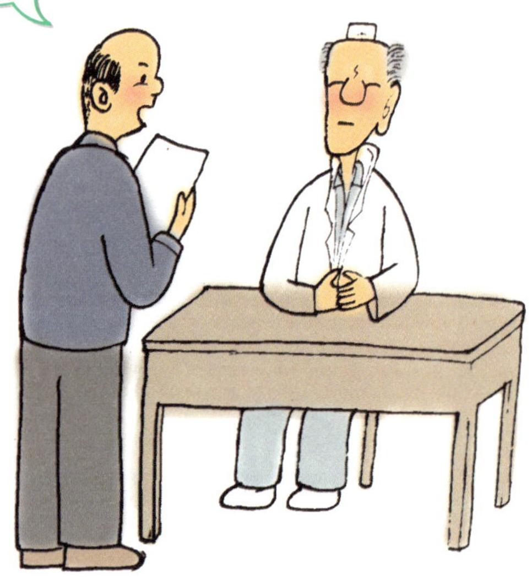

སྨན་པ་ཞིག་གི་མིད་པའི་སྐྲན་ནད་ཀྱི་རིན་མེད་བྱ་འགྲུལ་འཚོག་བཞིན་འདུག །ཨ་ཁུ་ཡའོ་ཡིས་རིན་མེད་ཡིན་པ་ཤེས་རྗེས་སོང་ནས་བརྟག་དཔྱད་བྱས་པས་མིད་པའི་སྐྲན་ནད་དུས་མཇུག་ལ་སླེབས་པ་ཤེས།

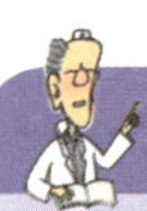

ཟབ་སྐུལ། 温馨提示

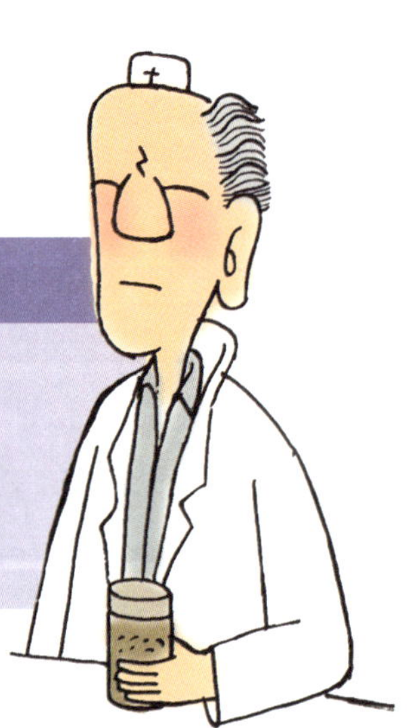

ཚ་ཁོལ་ཅན་ཟམས་ཟ་ཟམས་འཐུང་བྱས་ན། མིད་པའི་སྐྲན་ནད་བྱུང་ཉེན་ཤིན་ཏུ་ཆེ།

烫饮烫食等不良饮食习惯会增加食管癌的患病风险。

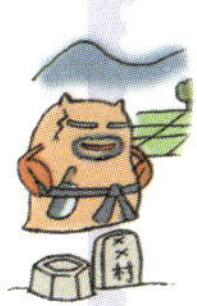

མིད་པའི་སྐྲན་ནད་ཀྱི་འཚག་བཤེར། 食管癌筛查

རང་རྒྱལ་གྱི་མིད་པའི་སྐྲན་ནད་ཀྱི་བྱུང་ཚད་སྐྲན་ནད་སྤྱི་ལས་ཨང་རིམ་དྲུག་པ་ཡིན། ཤི་ཚད་ནི་སྐྲན་ནད་སྤྱི་ལས་རིམ་པ4པ་ཡིན།

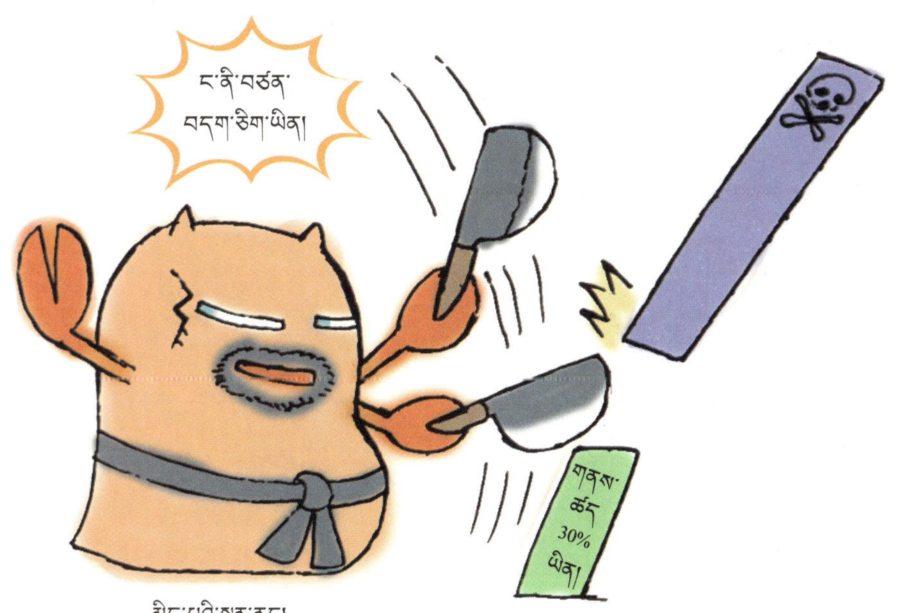

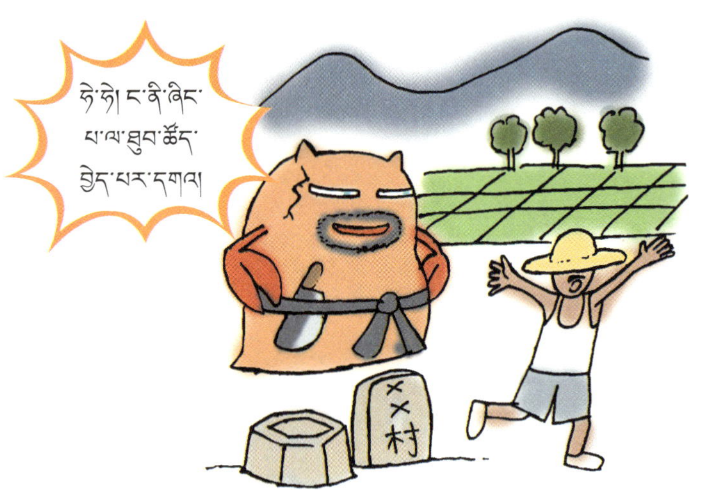

ཞིང་གྲོང་ནས་བྱུང་ཚད་ནི་གྲོང་ཁྱེར་གྱི་ལྡབ2.1ཡིན།

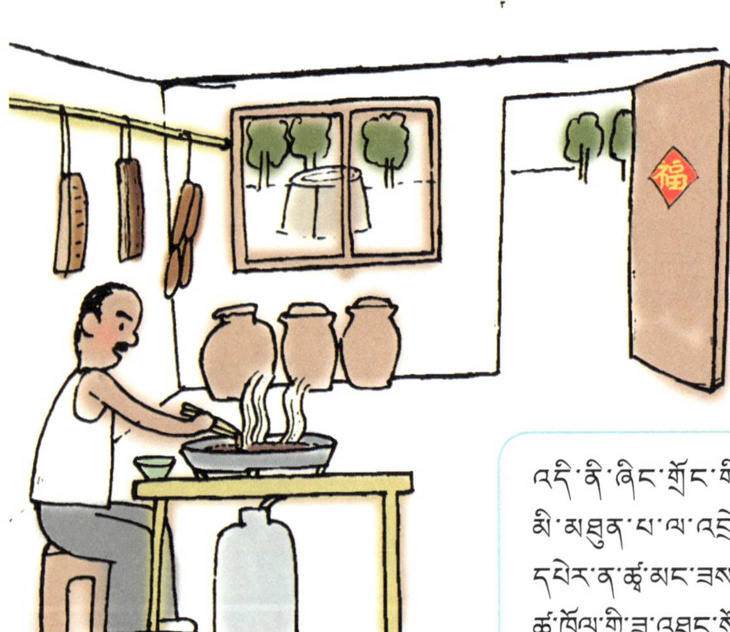

འདི་ནི་ཞིང་གྲོང་གི་ཟས་སྤྱོད་མི་མཐུན་པ་ལ་འབྲེལ་བ་ཡོད། དཔེར་ན་ཚྭ་མང་ཟས་རིགས་དང་ཚ་ཁོལ་གྱི་ཟ་འཐུང་སོགས་སོ། །ད་དུང་ཆུ་སྐྱུས་ལའང་འབྲེལ་བ་ཡོད།

སྔ་དུས་ཀྱི་མིད་པའི་སྐྲན་ནད་
ནི་ཚོར་བ་མངོན་གསལ་མེད།
སྐབས་ལ་ལར་ཟ་མ་ཟ་སྐབས་
མིད་པ་ཐོགས་པ་ཙམ་ཡིན་པས་
སྣང་མེད་བཟོ་བར་དགའ།

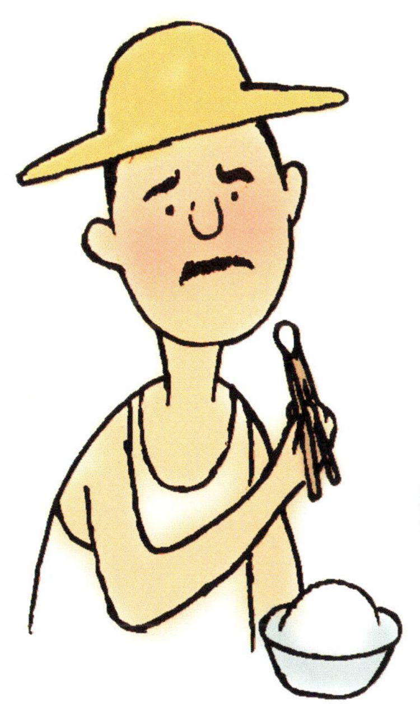

མིད་པ་མི་བདེ་ཚེ་སྔ་མོ་ནས་
སྨན་ཁང་དུ་འགྲོ་དགོས།

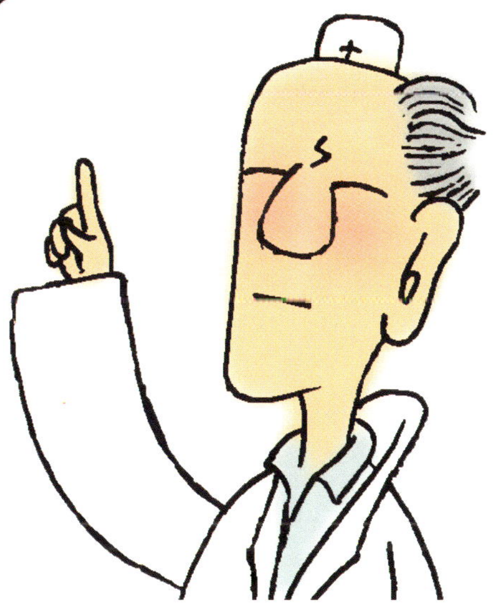

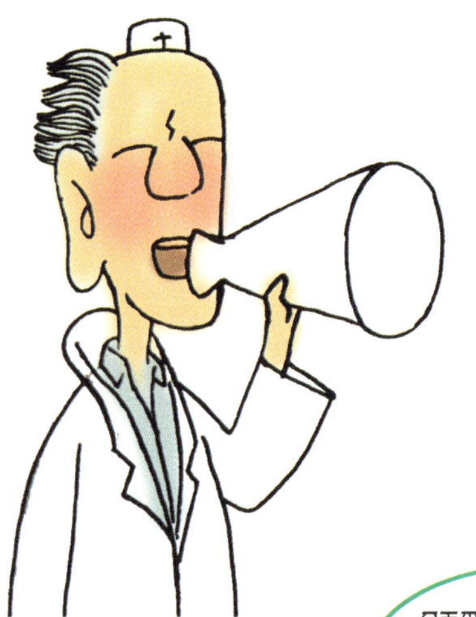

སྔ་དུས་ཀྱི་མིད་པའི་སྐྲན་ནད་ཀྱི་གནས་ཚད70%-90%ལ་སླེབས།

མིད་པའི་སྐྲན་ནད་སྔར་མེད་བཟོ་མི་རུང་། སྔ་མོ་ནས་ཤེས་པ་དང་སྨན་བཅོས་བྱ་དགོས།

བརྟག་དཔྱད་ཐེངས་གཅིག་གིས་ཤེས་ལ། འགོག་བཅོས་སླ་མོ་ཡིན།

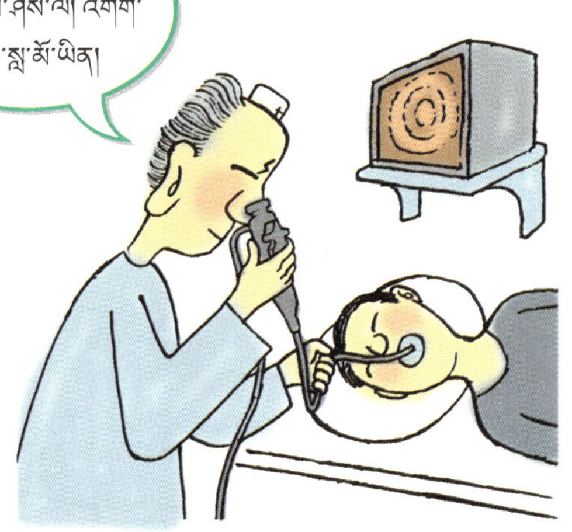

འཚག་བཤེར་བྱེད་ཐབས། ཉེན་ཁ་ཆེ་བའི་མི་ཚོགས་ཀྱི་འཇུ་ལམ་ལ་བརྟག་དཔྱད་བྱ་དགོས། གནས་ཚུལ་ལྟར་བསྐྱར་བརྟག་དང་སྨན་བཅོས་ཐབས་ཤེས་བརྟེན་དགོས།

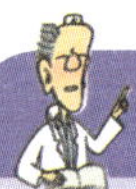

དྲན་སྐུལ། 温馨提示

མིད་པའི་སྐྲན་ནད་ནི་སྔ་མོ་ནས་ཤེས་ཚེ་སྨན་བཅོས་སླ་ལ་གསོན་ཚད་ཇེ་མཐོར་འགྲོ།

食管癌筛查可发现早期病变，从而大幅提高患者的生存率。

མངལ་སྒོའི་སྐྲན་ནད།

子宫颈癌

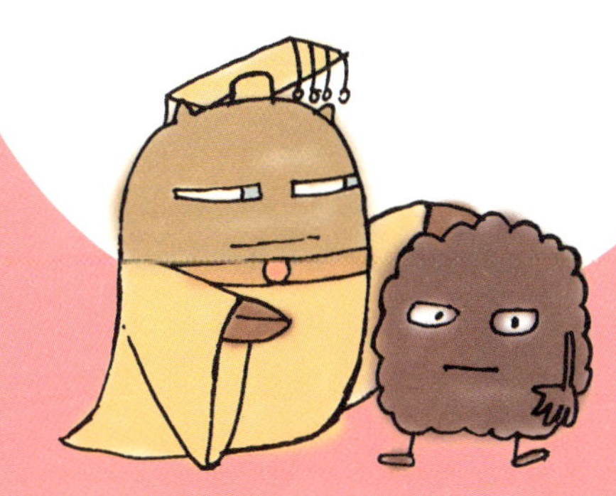

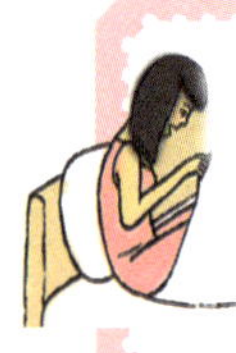

རྒྱུན་ལྡན་མིན་པའི་ཁྲག་བཛོལ།

异常出血

ཉེ་ཆར་ཨ་ཅག་ཚན་གྱིས་ཁྱོ་ག་དང་མཚན་སྤྱོད་བྱས་རྗེས་མཚན་ལམ་ནས་ཁྲག་བཛོལ་བཞིན་ཡོད།

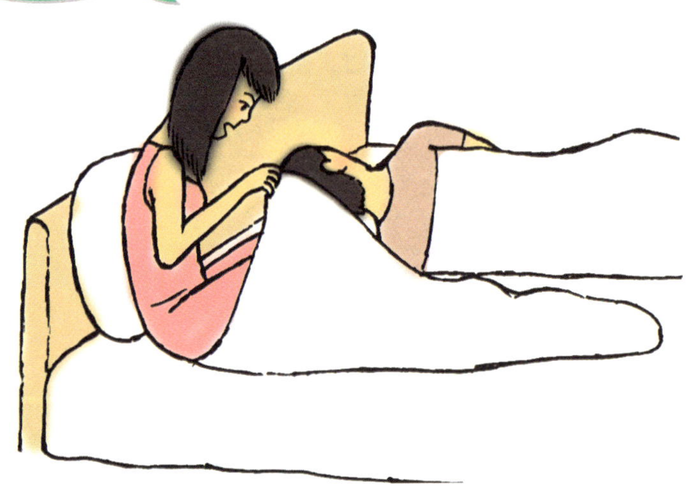

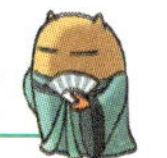

ཨ་ཙག་ཚན་གྱིས་དེ་ནི་ཟླ་
མཚན་ལ་འབྲེལ་སེམས་
ཏེ་ཁ་སྐྱེངས་བཞིན་ཡོད།

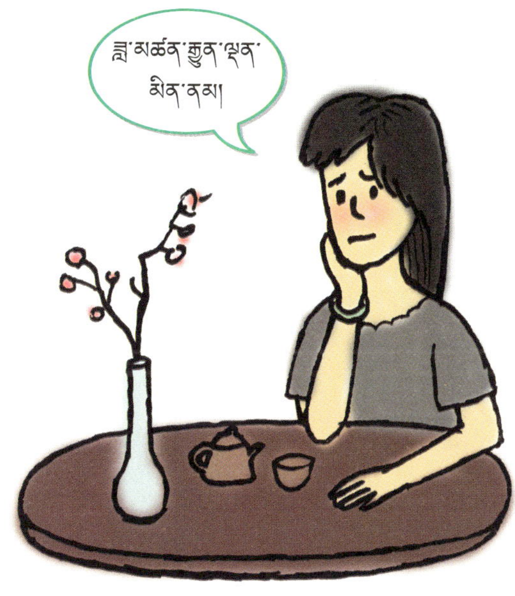

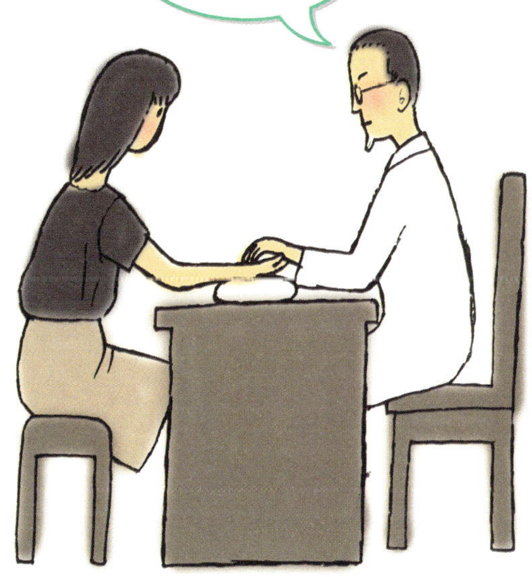

ཨ་ཙག་ཚན་གྱིས་རྒྱ་སྨན་
ཞིག་འཐུང་ན་བདེ་ཐང་
འགྱུར་ངེས་བསམ་སོང་།
སྨན་པས་ཁོ་མོ་ཐད་ཀར་
བུད་མེད་མཚན་ཁག་ལ་
མངགས།

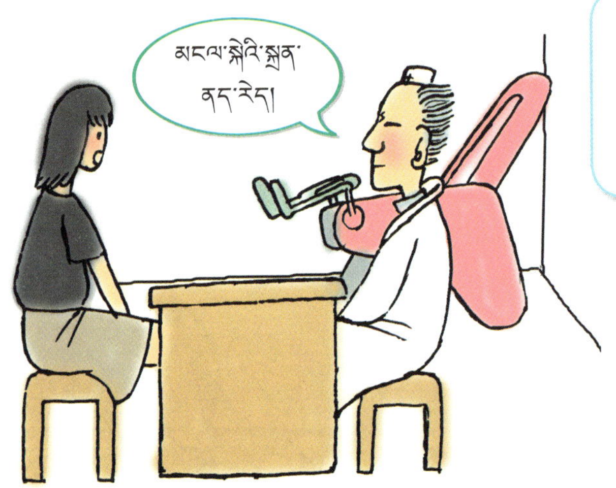

བརྟག་དཔྱད་བྱས་མ་ཐག་མངལ་སྐེའི་སྐྲན་ནད་ཡིན་པ་ཤེས།

སྨན་པས་གདམས་པ། གལ་ཏེ་འཁྲུག་སྤྱོད་ཀྱི་སྐབས་མཚན་ལམ་ནས་ཁྲག་བཟོལ་བ་དང་། རྒྱུན་ལྡན་མིན་པའི་ཁྲག་བཟོལ་བ། ཟླ་མཚན་ཆད་རྗེས་ད་དུང་ཁྲག་བཟོལ་ཚེ་མངལ་སྐེའི་སྐྲན་ནད་ཡིན་མིན་དོགས་ཟོན་བྱ་དགོས།

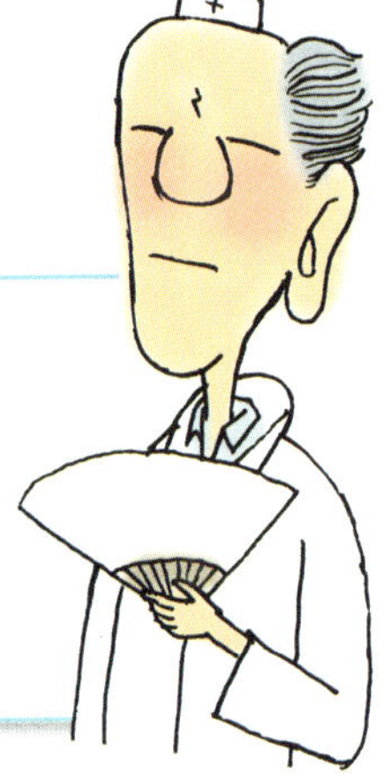

དྲན་སྐུལ། 温馨提示

མངལ་སྐེའི་སྐྲན་ནད་ཀྱི་སྔ་དུས་དང་སྐྲན་ནད་དུ་འགྱུར་བའི་སྐབས་མངོན་གསལ་གྱི་ནད་རྟགས་ཅི་ཡང་མེད། རྒྱུན་ལྡན་མིན་པའི་ཁྲག་བཟོལ་བ་སོགས་ཀྱི་སྐབས་དུས་ལྟར་སྨན་བཅོས་བྱ་དགོས།

早期子宫颈癌或癌前病变常常无明显症状，当出现异常出血等症状时，应及时到正规医院诊断治疗。

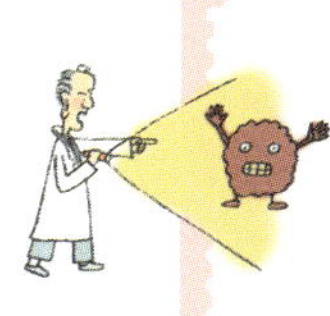

ནུ་ཏོག་གི་ནད་དུག(HPV)
人乳头瘤病毒（HPV）

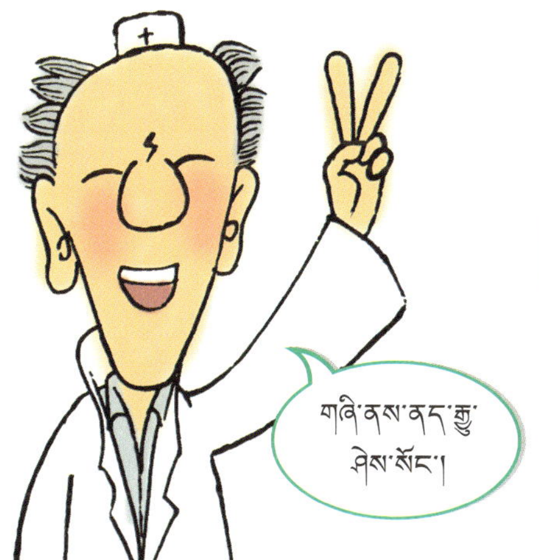

མངལ་སྐེའི་སྐྲན་ནད་ནི་མིག་སྔར་ཕལ་ཆེར་ཤེས་པའི་སྐྲན་ནད་ཀྱི་རིགས་རེད།

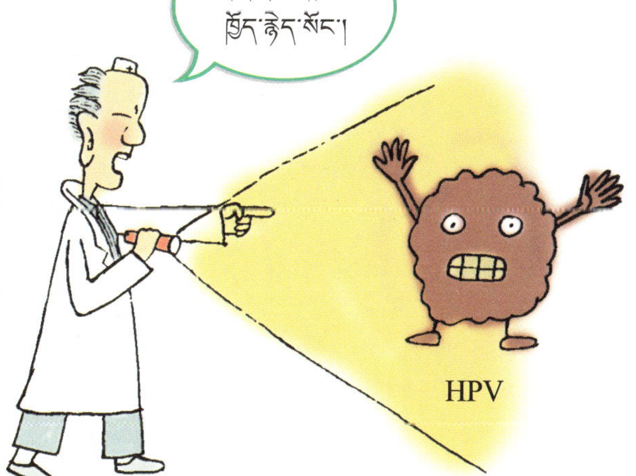

གཙོ་བོ་ནི་ཉེན་ཁ་ཅན་གྱི་མིའི་ནུ་ཏོག་ལ་ནད་དུག(HPV)ཕོག་པས་བྱུང་བ་རེད།

HPVནི་བུ་ཧོག་སྐྲན་རྫོག་གི་ནད་དུག་གི་བསྡུས་མིང་རེད། HPVལ་རྣམ་པ་མང་པོ་ཞིག་ཡོད། མི་ལུས་ཀྱི་ནུས་པའི་ཚ་ནས་སྐྲན་ནད་ཀྱི་རྒྱུ་དང་ནད་ངན་སློང་བའི་རྒྱུ་གཉིས་ཡོད།

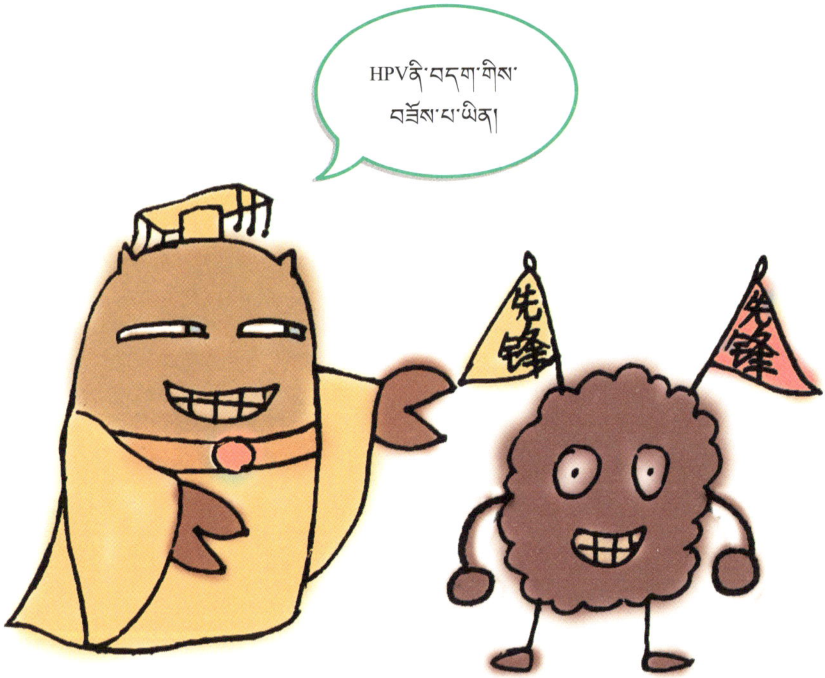

HPVནི་བདག་གིས་
བཟོས་པ་ཡིན།

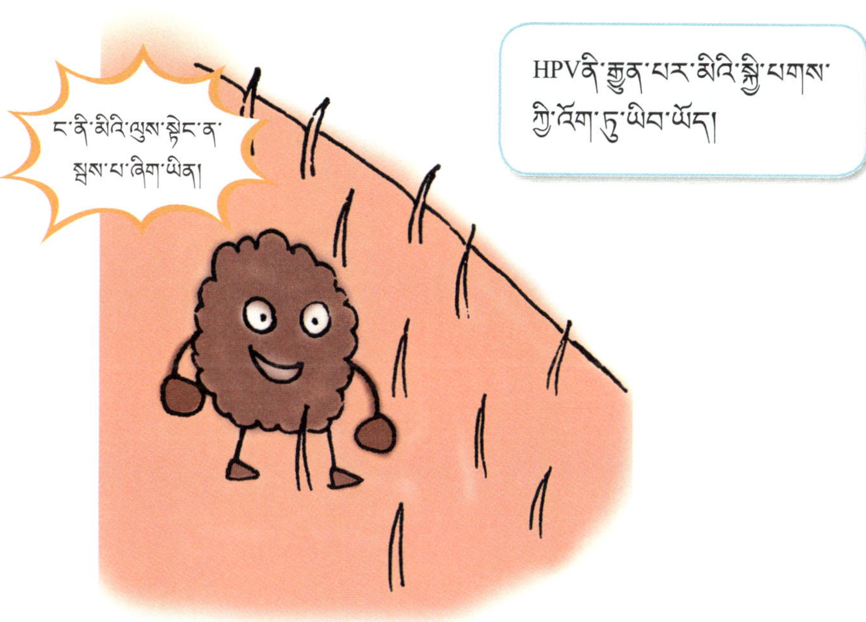
HPVནི་རྒྱུན་པར་མིའི་སྐྱི་པགས་
ཀྱི་འོག་ཏུ་ཡིབ་ཡོད།
ང་ནི་མིའི་ལུས་སྟེང་ན་
སྦས་པ་ཞིག་ཡིན།

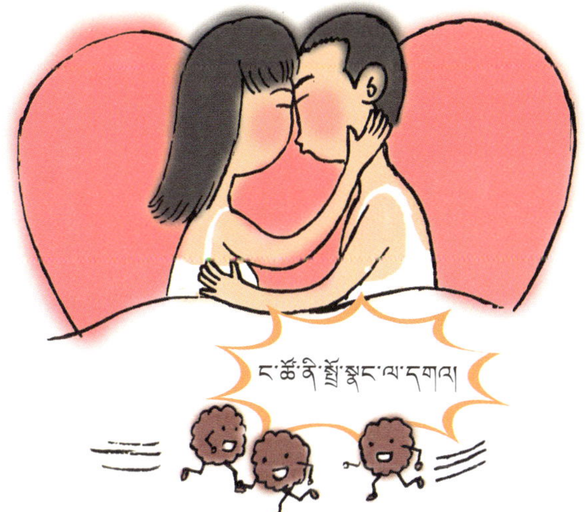
གཙོ་བོ་འཁྲིག་སྤྱོད་
ལ་བརྟེན་ནས་འགོས་
བཞིན་ཡོད།
ང་ཚོ་ནི་སྤྲོ་སྣང་ལ་དགའ།

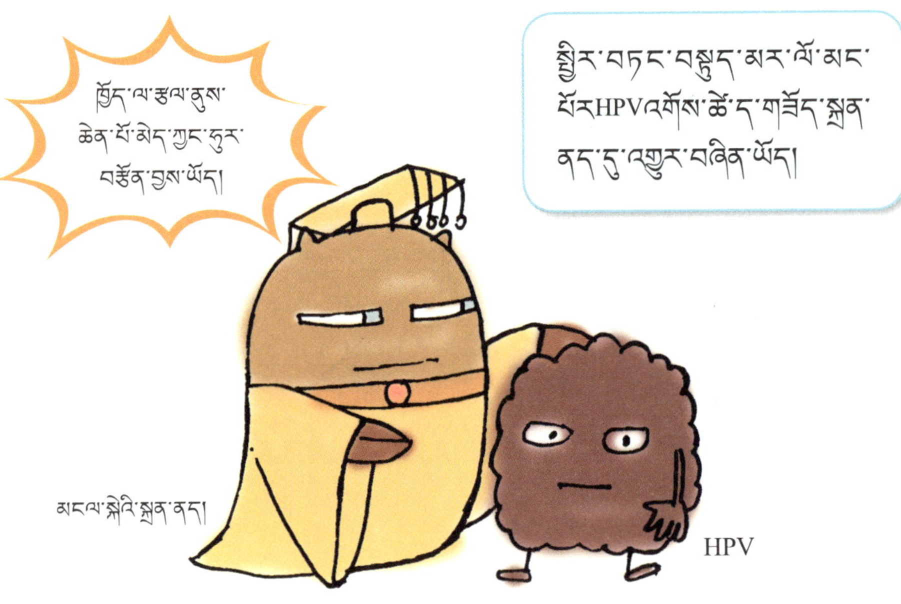

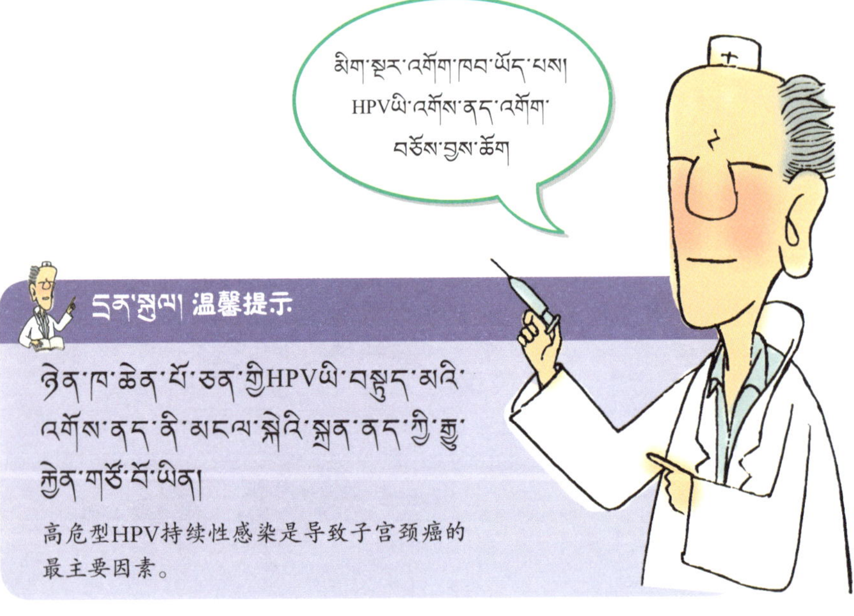

དྲན་སྐུལ། 温馨提示

ཉེན་ཁ་ཆེན་པོ་ཅན་གྱི་HPVཡི་བསྟུད་མའི་འགོས་ནད་ནི་མངལ་སྐེའི་སྐྲན་ནད་ཀྱི་རྒྱུ་རྐྱེན་གཙོ་བོ་ཡིན།

高危型HPV持续性感染是导致子宫颈癌的最主要因素。

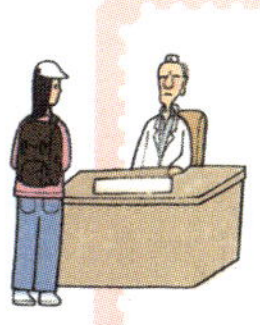

འགོག་ཁབ་བརྒྱག་པ།
疫苗接种

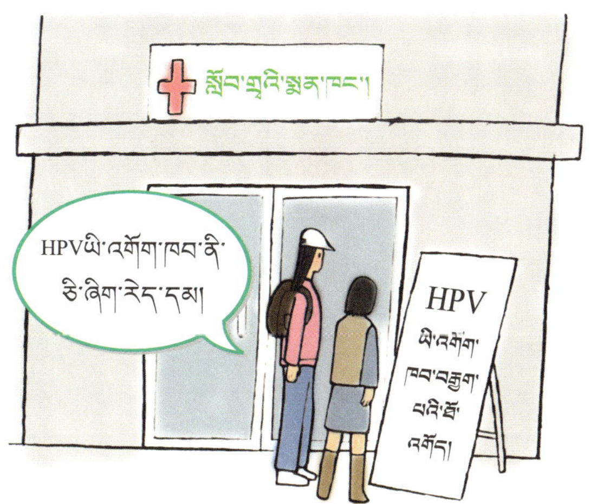

ཞོའོ་རྒྱུ་ནི་སློབ་ཆེན་པ་ཞིག་རེད། ཉེ་ཆར་སློབ་གྲྭས་ཚ་འཛུགས་བྱས་ཏེ HPVཡི་འགོག་ཁབ་བརྒྱག་བཞིན་ཡོད།

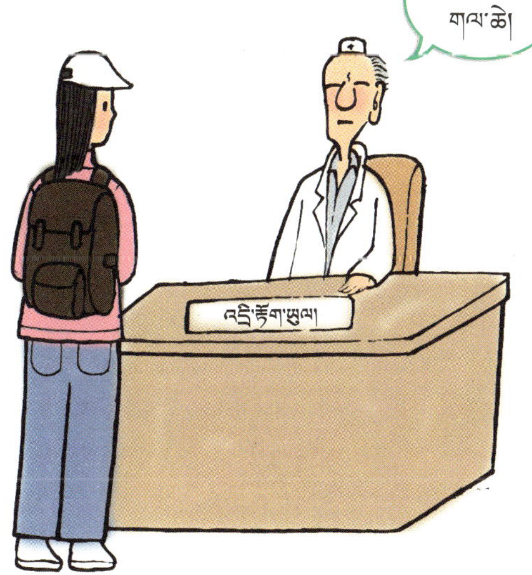

སྨན་པས་མོ་ལ HPVནི་མངལ་སྐྱེ་ལ་ཕོག་སླ་བའི་སྐྲན་ནད་ཅིག་རེད། HPVའགོག་ཁབ་ཀྱིས་མངའ་སྐྱེའི་སྐྲན་ནད་སྔོན་འགོག་ཐུབ་ཅེས་སྨྲས།

ཞའོ་ཧྥུའུ་ཡིས་རིན་གོང་གཉིས་དང་བཞི་ཅན། དགུ་ཅན་གྱིHPVཡོད་པ་མཐོང་བས་གང་བརྒྱག་དགོས་མིན་མ་ཤེས།

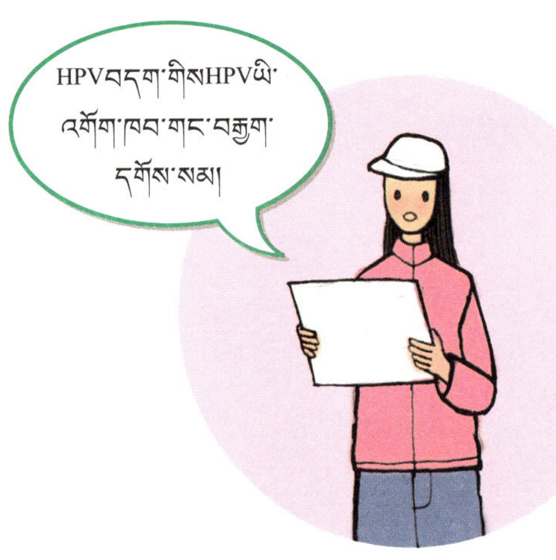

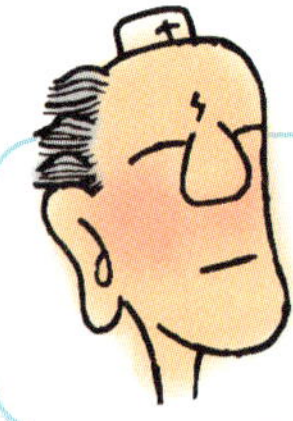

སྨན་པའི་ངོ་སྤྲོད། གཙོ་བོ་ཕན་ནུས་མི་མཚུངས། འགོག་ཁབ་བརྒྱག་པའི་ལོ་ཚད9ནས45བར་ཡིན།

རིན་གོང་གཉིས་པ།

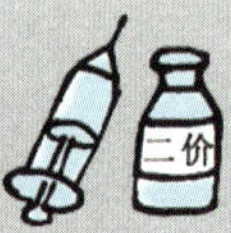

ཕན་ནུས། 70%ཡན་གྱི་མངལ་སྐའི་སྐྲན་ནད་སྔོན་འགོག་ཐུབ།

རིན་གོང་བཞི་ཅན།

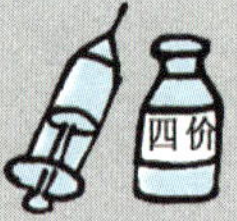

ཕན་ནུས། 70%ཡན་གྱི་མངལ་སྐའི་སྐྲན་ནད་དང་། 90%ཡི་ཡན་གྱི་སྐྱི་འཕེལ་ནད་སྔོན་འགོག་ཐུབ།

རིན་གོང་དགུ་ཅན།

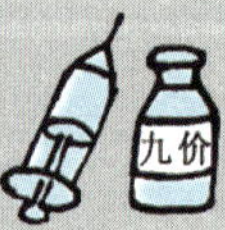

ཕན་ནུས། 90%ཡན་གྱི་མངལ་སྐའི་སྐྲན་ནད་དང་སྐྱི་འཕེལ་ནད་སྔོན་འགོག་ཐུབ།

རང་གི་ལུས་པོའི་གནས་ཚུལ་དང་སྨན་པའི་མཛུབ་སྟོན་འོག HPVཡི་འགོག་ཁབ་བརྒྱག་དགོས།

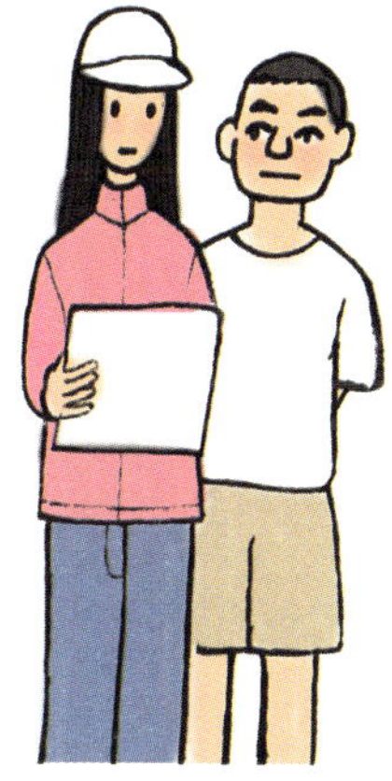

འགོག་ཁབ་ངེས་པར་བརྒྱག་དགོས།

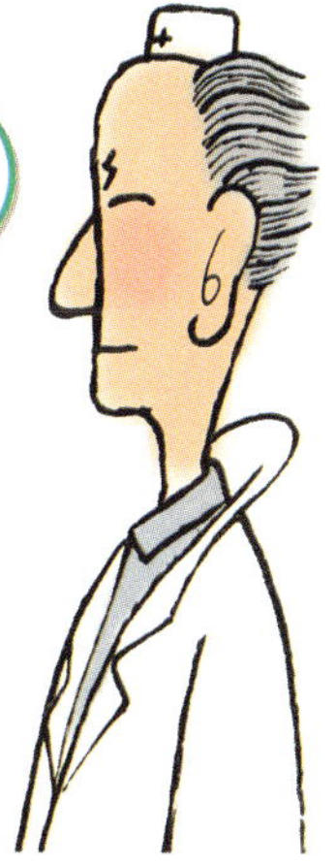

འགོག་ཁབ་བརྒྱབ་ཟིན་ནའང་། རྒྱུན་ལྡན་ལྟར་མངལ་སྐྱེའི་སྐྲན་ནད་ཀྱི་འཚག་བཤེར་བྱ་དགོས།

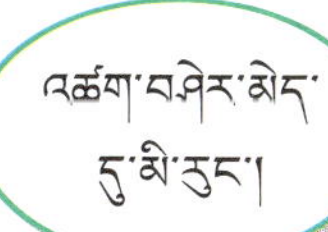

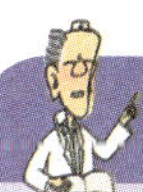

དྲན་སྐུལ། 温馨提示

HPVཡི་འགོག་ཁབ་ཀྱིས་མངལ་སྐྱེའི་སྐྲན་ནད་འགོག་ཐུབ་པར་མ་ཟད། ད་དུང་མཚན་མའི་ཕྱིའི་སྐྲན་ནད་དང་སྐྱེ་འཕེལ་གྱི་ནད་སོགས་འགོག་ཐུབ།

HPV疫苗除了可以预防子宫颈癌外，还可以预防外阴癌等癌症以及生殖器疣等疾病。

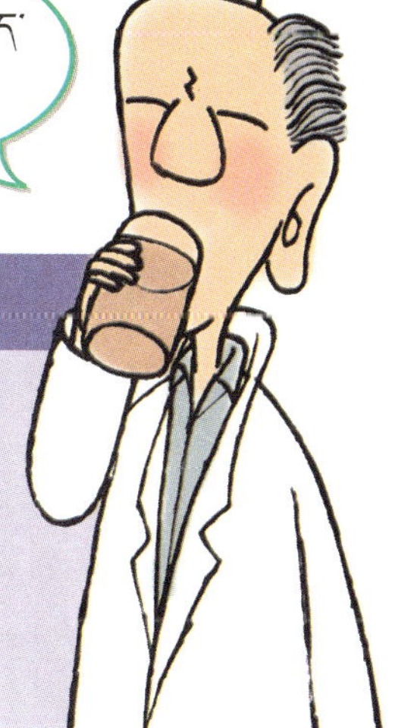

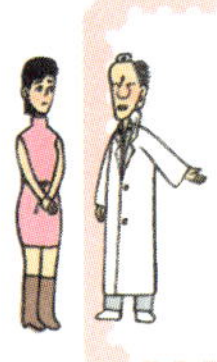

མངལ་སྐེའི་སྐྲན་ནད།
子宫颈癌筛查

ལོ་སུམ་ཅུར་སོན་པའི་ལེན་ལེན་གྱིས་ཐེངས་དང་པོར་སྐྲན་ནད་སྔོན་འགོག་གི་བརྟག་དཔྱད་བྱས། སྨན་པས་ཁོ་མོ་བྱུད་མེད་སྨན་ཁང་ལ་མངགས་པ་དང་། མངལ་སྐེའི་སྐྲན་ནད་ལ་འཚག་བཤེར་བྱ་རུ་བཅུག

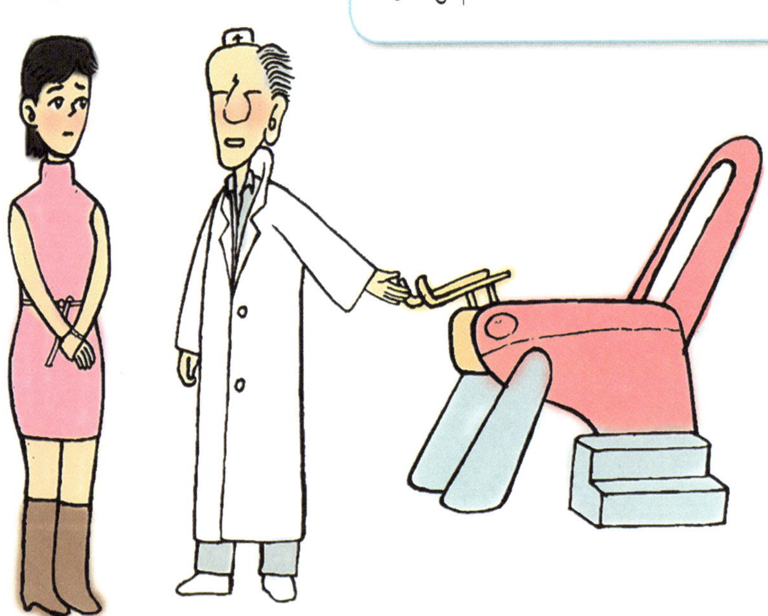

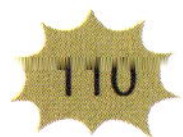

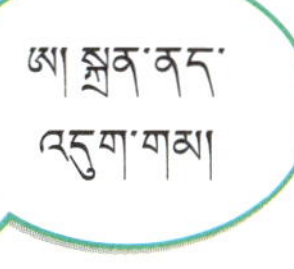

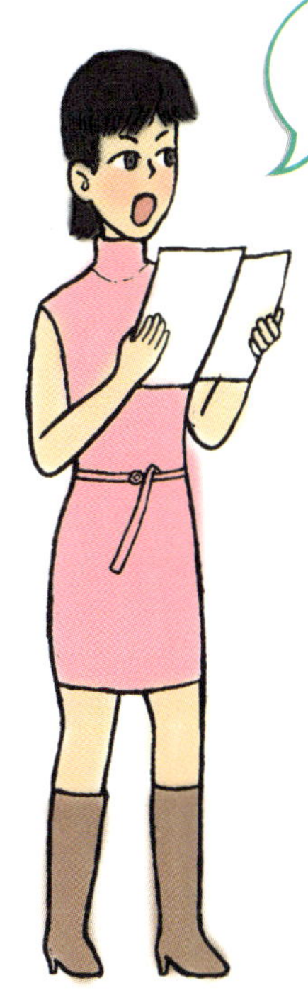

མོ་ལ་ནད་རྟགས་ཅི་ཡང་མེད་ནའང་། HPVཡི་བརྟག་འབྲས་སྤྲིབ་གཤིས་ཡིན། འཚག་བཤེར་བྱས་རྗེས་མངལ་སྐེའི་སྐྲན་ནད་ཀྱི་ནད་འགྱུར་ཡོད་པ་ཤེས།

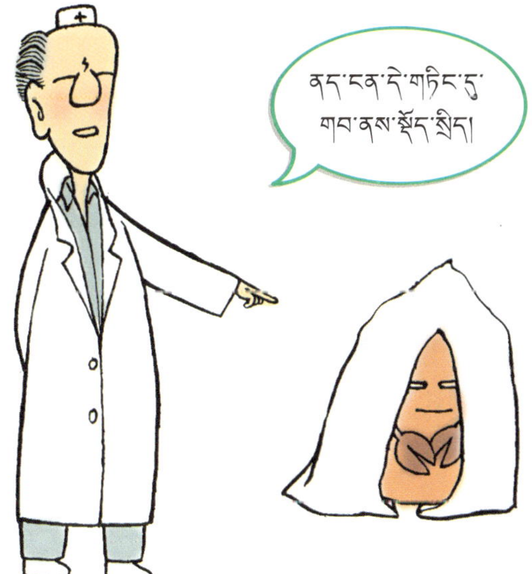

མངལ་སྐེའི་སྐྲན་ནད་ཀྱི་ནད་འགྱུར་དང་སྔ་དུས་ཀྱི་མངལ་སྐེའི་སྐྲན་ནད་ལ་ནད་རྟགས་ཅི་ཡང་མེད།

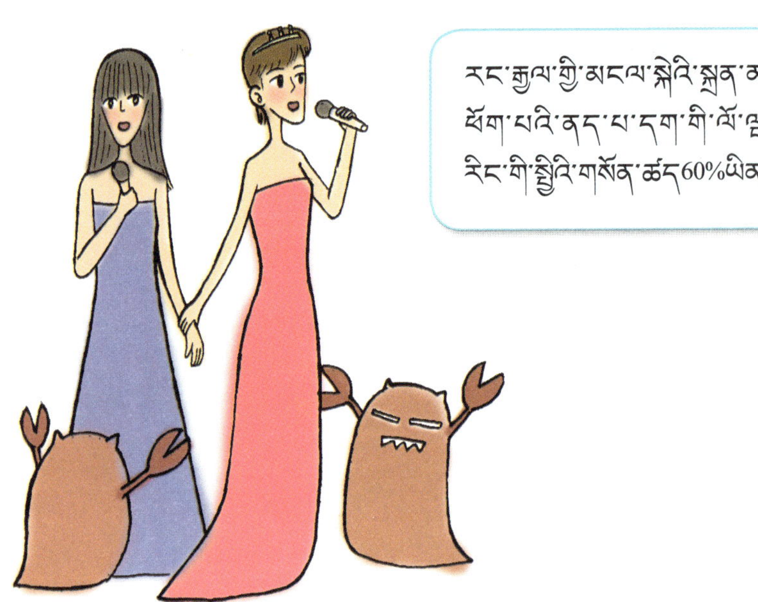

རང་རྒྱལ་གྱི་མངལ་སྐེའི་སྐྲན་ནད་ཕོག་པའི་ནད་པ་དག་གི་ལོ་ལྔའི་རིང་གི་སྐྱིའི་གསོན་ཚད60%ཡིན།

མངལ་སྐེའི་སྐྲན་ནད་ཕོག་མ་ཁད་ཀྱི་ནད་པའི་གསོན་ཚད100%ལ་ཉེ། དེའི་ཁྲོད་HPVཡི་འགོས་ནད་ཕོག་ནས་སྐྲན་ནད་དུ་འགྱུར་བར་ཉིན་བཅུ་ནས་སུམ་ཅུ་ཡི་དུས་ཚོད་དགོས། མཐར་སྐྲན་ནད་དངོས་མར་གྱུར་ཡོད། དེ་བས་སྔ་མོ་ནས་བརྟག་དཔྱད་དང་སྨན་བཅོས་བྱ་རྒྱུ་ཤིན་ཏུ་གལ་ཆེ།

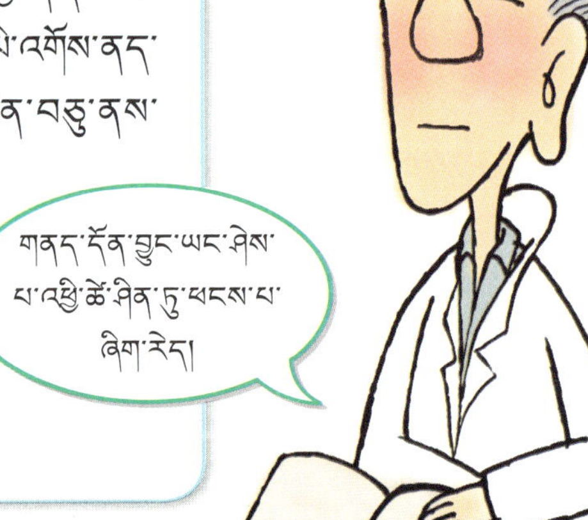

ལོ25སོན་རྗེས་འཁྲུག་སྤྱོད་དང་གཉེན་སྒྲིག་བྱས་པའི་བུད་མེད་དག་གིས་མངལ་སྐེའི་སྐྲན་ནད་ལ་འཚག་བཤེར་བྱ་དགོས།

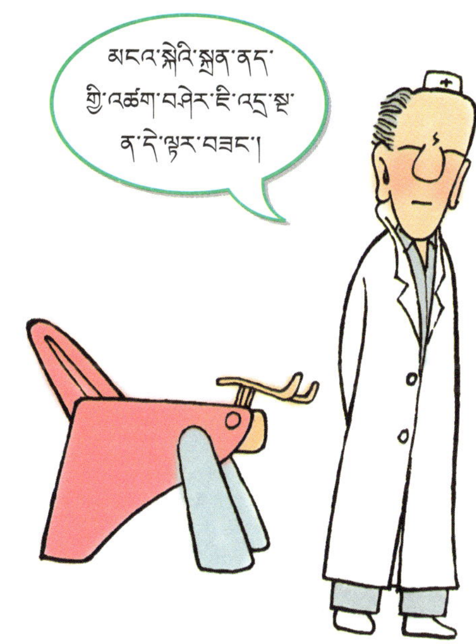

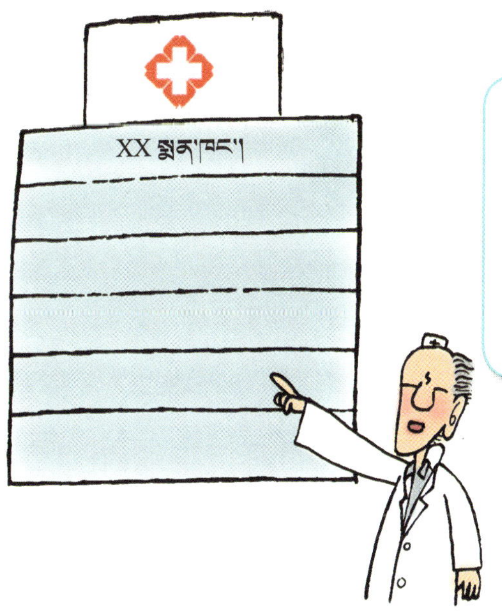

བྱེ་བྲག་གི་འཚག་བཤེར་ནི་སོ་སོའི་ཡོ་ཆད་ཀྱི་གནས་ཚུལ་སོགས་ལ་འབྲེལ་བས། ཚད་ལྡན་སྨན་ཁང་གི་སྨན་པའི་མཇུབ་སྟོན་ལ་ལག་བསྟར་བྱ་དགོས།

མིག་སྔར་མངལ་སྐེའི་སྐྲན་ནད་ནི་ནད་རྒྱུ་རྐྱེན་འགོག་དང་སྔ་མོ་ནས་ཤེས་ཏེ།
སྔ་མོ་ནས་སྨན་བཅོས་བྱས་ན་ཚ་མེད་བཟོ་ཐུབ་པའི་སྐྲན་ནད་གཅིག་པུ་རེད།

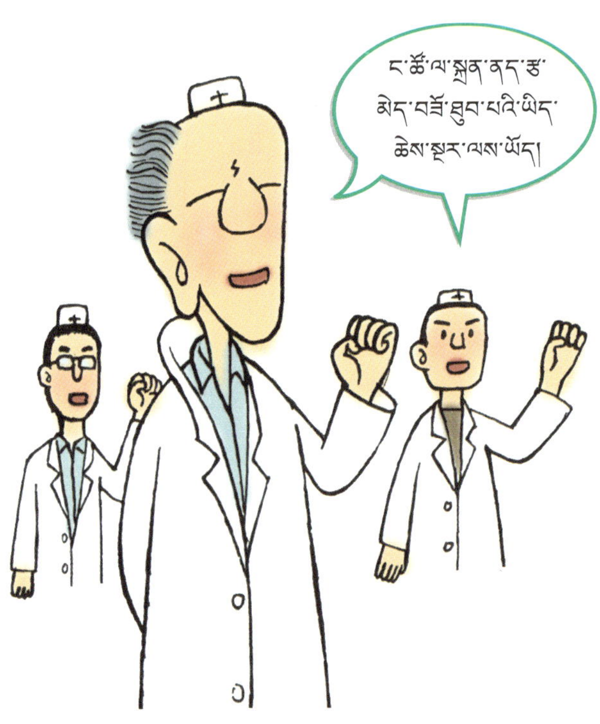

ཉན་སྐུལ། 温馨提示

མངལ་སྐེའི་སྐྲན་ནད་ནི་མིག་སྔར་ནད་རྒྱུ་གསལ་པོར་ཤེས་པའི་སྐྲན་ནད་ངན་པ་ཞིག་སྟེ། རྐྱེན་འགོག་ཆ་ཚང་ཐུབ་པ་ཞིག་ཡིན།

子宫颈癌是目前唯一病因基本明确的恶性肿瘤，且可以有效预防。

ཡོལ་རྨེན་སྐྲན་ནད།

甲状腺癌

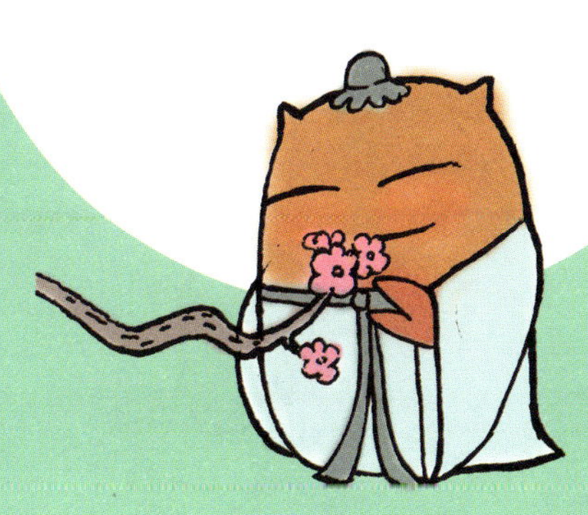

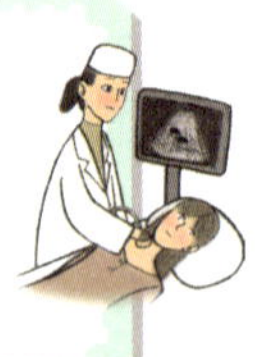

ཡོལ་རྨེན་གྱི་རྩ་མདུད།

甲状腺结节

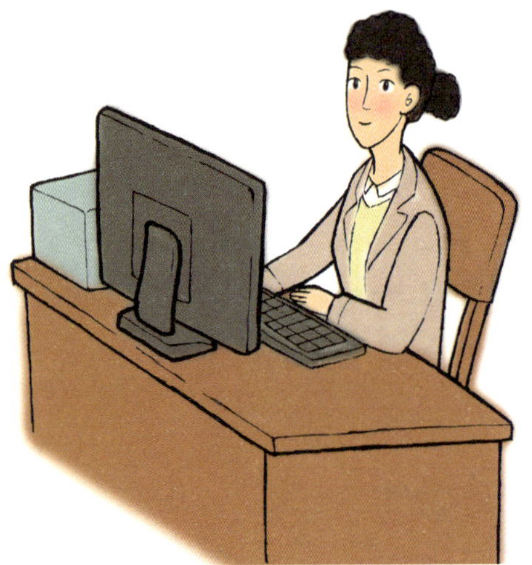

ཞོ་ཆེན་ནི་ལོ་བཞི་བཅུ་ཡས་མས་ཀྱི་ཞབས་ཞུ་མ་ཞིག་ཡིན།

ཉེ་ཆར་ཀུང་སིའི་རྩ་འཛུགས་ལྟར་སྨན་ཁང་ནས་བརྟག་དཔྱད་བྱས།

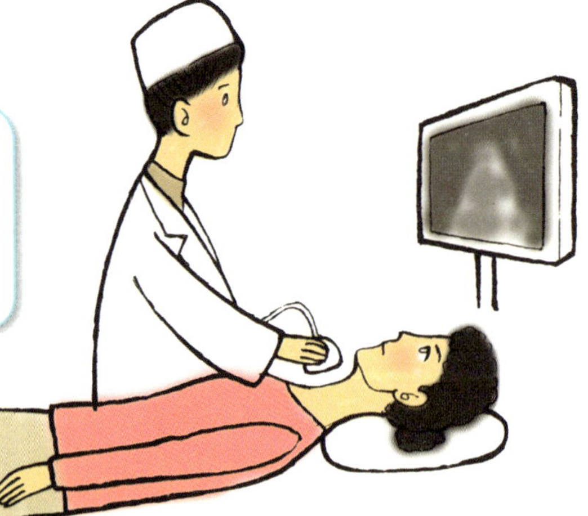

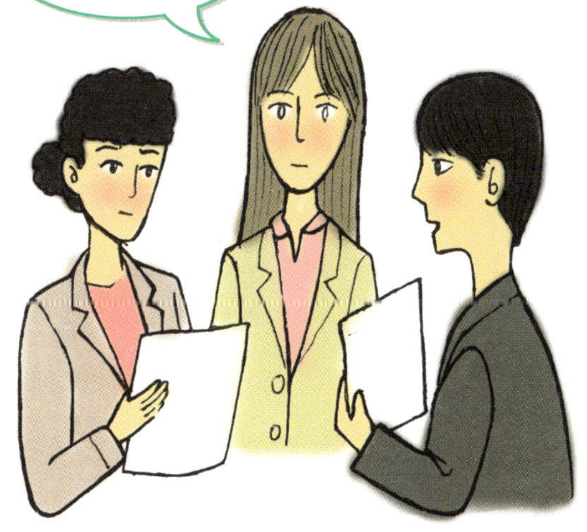
ཨོལ་རྨེན་གྱི་རྩ་མདུད་
ནི་ཅི་ཞིག་རེད་དམ།
ཞའོ་ཆེན་དང་མཉམ་དུ་ཡོངས་པའི་ལས་གྲོགས་བུ་མོ་མང་པོའི་སྐེ་བར་Bབཤེར་ཞིབ་གྱིས་བརྟག་མཐར་ཨོལ་རྨེན་གྱི་རྩ་མདུད་ཡོད་པ་ཤེས།

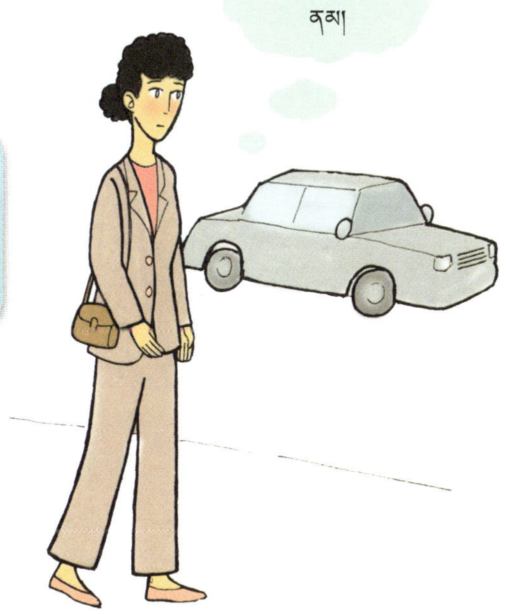
སྐྲན་ནད་ཡིན་
ནམ།
ཁོ་མོས་སེམས་ཁུར་བྱེད་པ་ནི་ཨོལ་རྨེན་གྱི་སྐྲན་ནད་ཡིན།

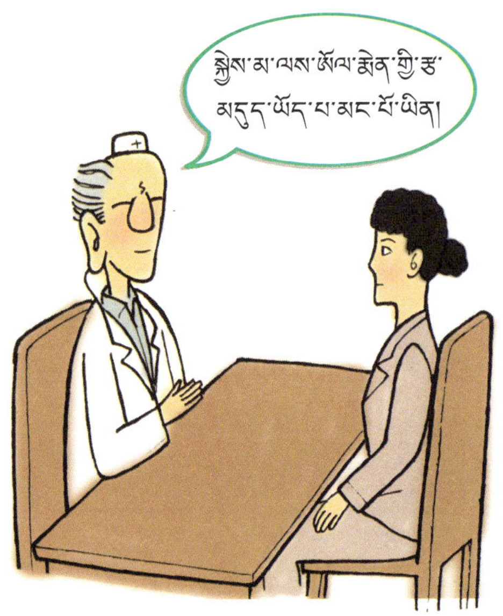

སྨན་པའི་འགྲེལ་བཤད། དོན་དངོས་སུ་ཨོལ་རྨེན་མདུད་འབུར་ཡོད་པའི་མི་མང་པོ་འདུག །དེའི་རྒྱུ་མཚན་འཚོ་བའི་འགྱུར་ལྡོག་དང་སྨན་བཅོས་ལག་རྩལ་ལ་འབྲེལ།

ཨོལ་རྨེན་མདུད་འབུར་ལས་ཕལ་ཆེར5%ཨོལ་རྨེན་གྱི་སྐྲན་ཡིན། རང་རྒྱལ་ནས་ཨོལ་རྨེན་སྐྲན་ནད་ཀྱི་གནས་ཚད84.3%ཡིན།

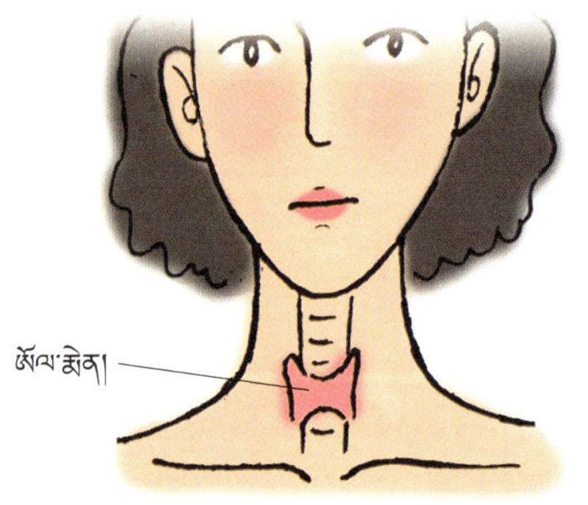

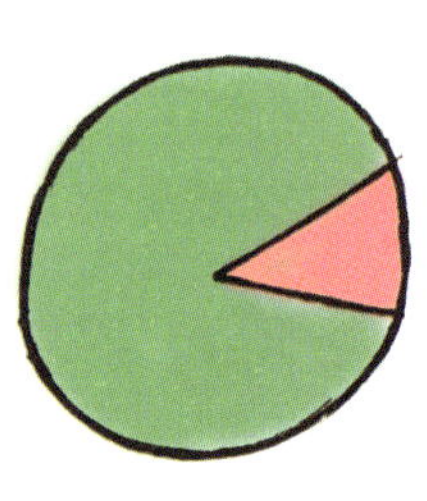

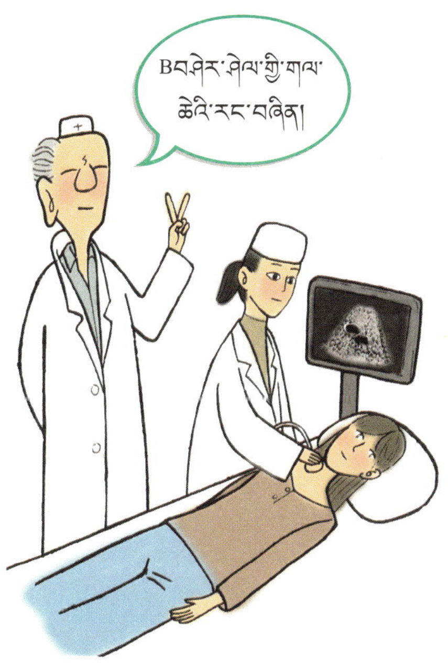

ཉམས་མྱོང་ཅན་གྱི་སྒྲ་རྒྱབས་བརྟག་མཁན་ཡིན་ཚོ། ཡང་དག་གིས་ཨོལ་རྨེན་སྐྲན་ནད་ཀྱི་ངོས་བཟུང་ཚད90%ཡིན།

ལ་ལས་ཨོལ་རྨེན་སྐྲན་ནད་ནི་སྐྱིད་རངས་ལ་ཞིག་ལ་འདོད།

ཨོལ་རྨེན་སྐྲན་ནད་ཀྱི་ནད་གཞུག་ཅུང་ཟད་བཟང་བས་སེམས་ཁྲལ་གནང་མི་དགོས།

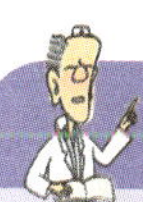

དྲན་སྐུལ། 温馨提示

ཨོལ་རྨེན་སྐྲན་ནད་ནི་ཚ་ཤས་ནས་རིམ་གྱིས་གྲུབ་ཅིང་། ཨོལ་རྨེན་གྱི་མདུད་འབུར་ནི་ངོ་བོ་ཅུང་ཡག་གཤིས་ཅན་ཏེ། ཡིན་ནའང་ངོ་བོ་ངན་པ་ཅན་ཡང་ཡོད།

甲状腺细胞在局部异常生长所致的团块即甲状腺结节，其性质可能是良性的，也可能是恶性的。

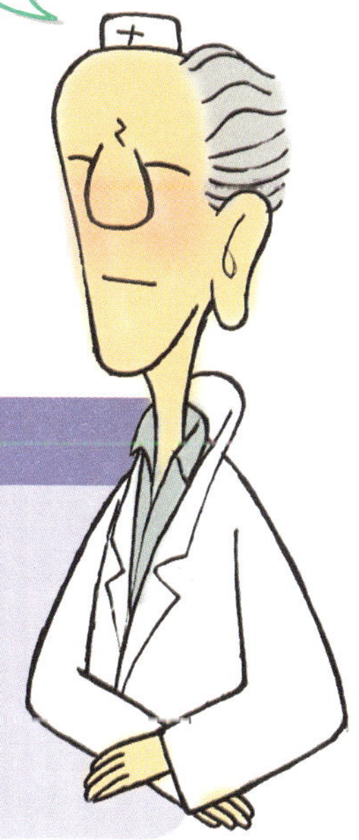

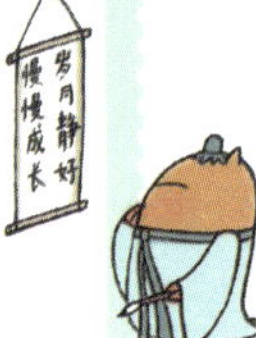

ཡོལ་རྨེན་སྐྲན་ནད་ཕལ་ཆེར་འཇིགས་རུང་མིན།

多数甲状腺癌不可怕

ཡོལ་རྨེན་སྐྲན་ནད་ཀྱི་ཉེན་ཚད་རིམ་པ་བདུན་པ་ཡིན། གནས་ཚད84.3%ཡིན། འཕེལ་རྒྱས་ཆེ་བའི་རྒྱལ་ཁབ་ནས་བྱུང་ཚད98.2%ལ་སླེབས།

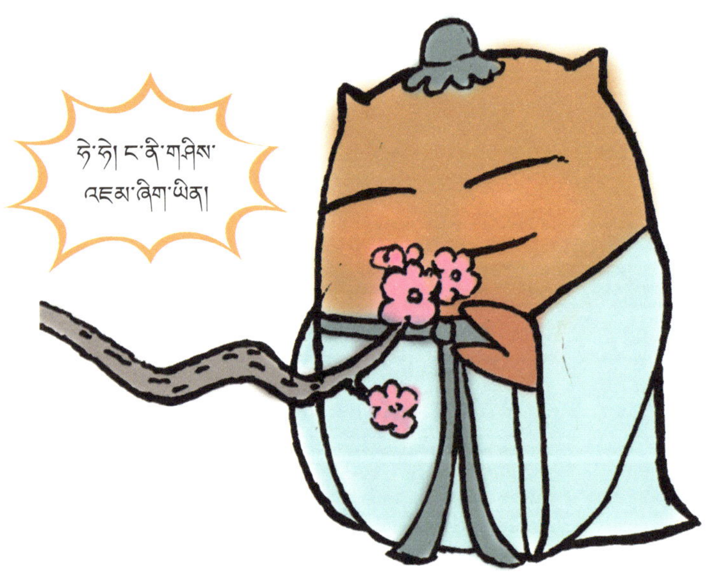

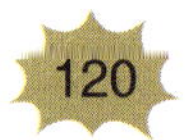

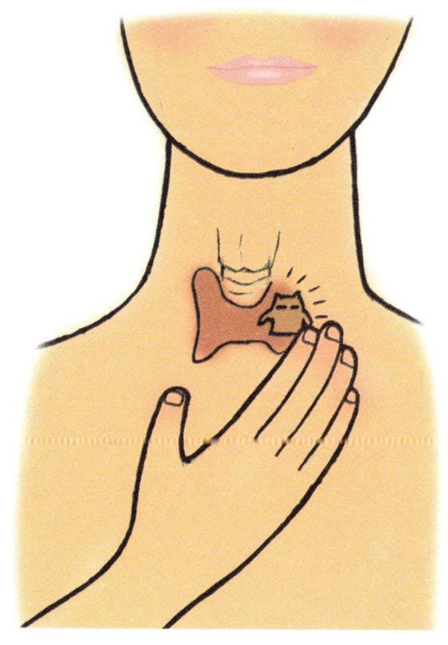

ཡོལ་རྨེན་ནི་སྐེ་མཚམས་སུ་སྣོང་ནས་ཡོད། དེ་ནི་མིག་གིས་མཐོང་བ་དང་ལག་པ་མྱངས་ཏེ་ཚོར་ཐུབ།

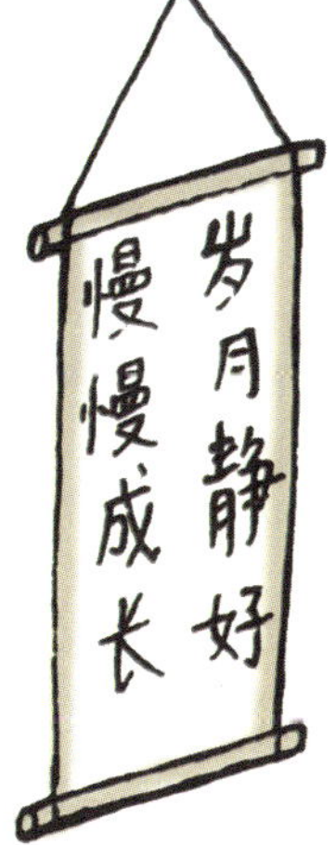

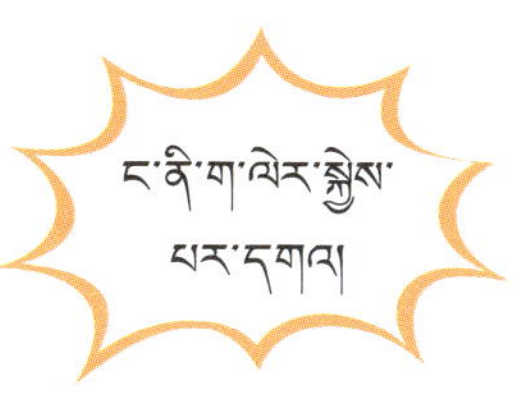

ཡོལ་རྨེན་སྐྲན་ནད་ཕལ་ཆེ་བ་སྐྱེས་པ་དལ།

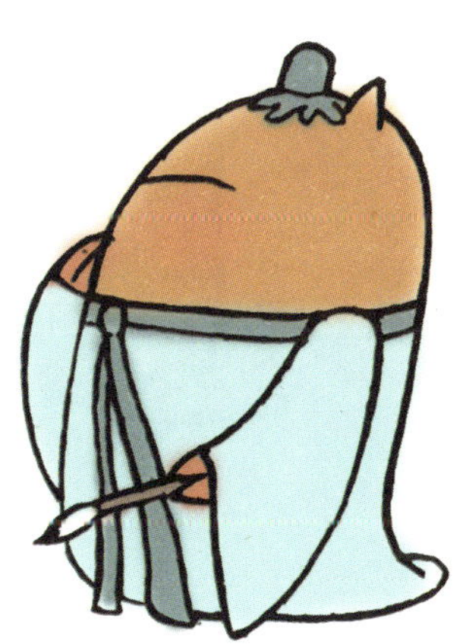

ཨོལ་རྨེན་སྐྲན་ནད་ལ་ནུ་ཏོག་གི་དབྱིབས་དང་། ལྷུ་བའི་དབྱིབས། རྐང་འདྲའི་སྐྲན་ནད། གྲེས་འགྱུར་མིན་པ་སོགས་ཡོད། དེ་ལས་ཨོལ་རྨེན་སྐྲན་ནད90%ཡན་ནི་ནུ་ཏོག་གི་དབྱིབས་ཅན་དང་ལྷུ་སོབ་དབྱིབས་ཅན་ཡིན། ནད་གཞུག་ཅུང་བཟང་བས་སྐྲག་མི་དགོས།

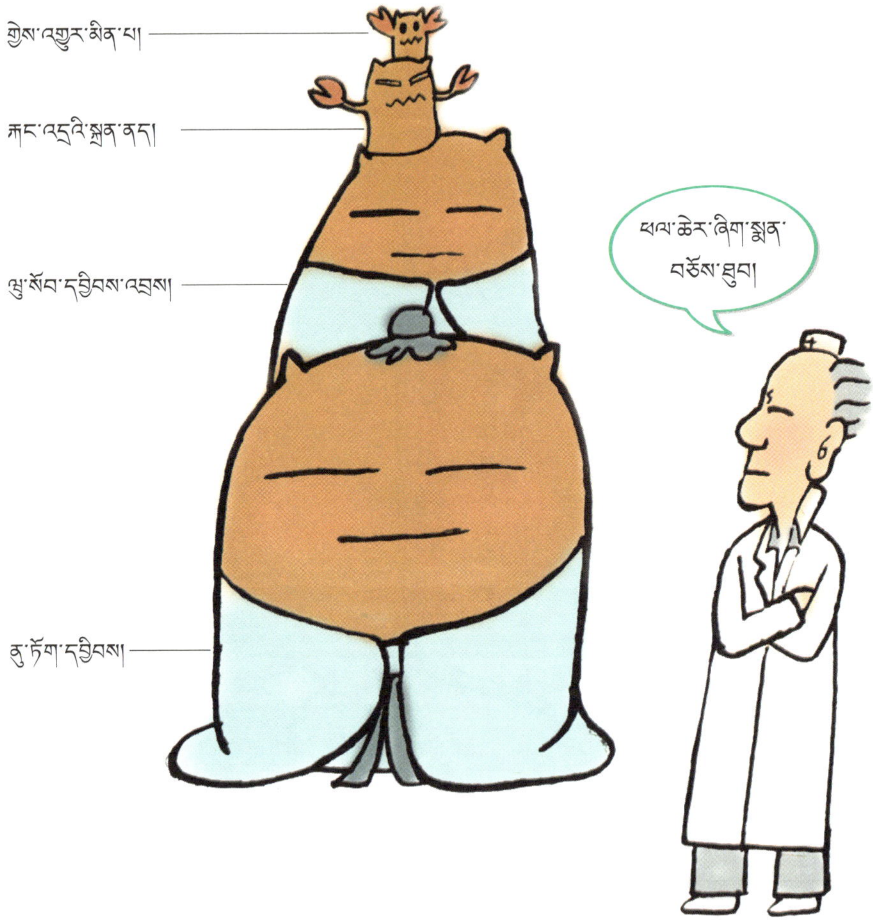

གྲེས་འགྱུར་མིན་པ།

རྐང་འདྲའི་སྐྲན་ནད།

ལྷུ་སོབ་དབྱིབས་འབྲས།

ནུ་ཏོག་དབྱིབས།

ཕལ་ཆེར་ཞིག་སླན་བཅོས་ཐུབ།

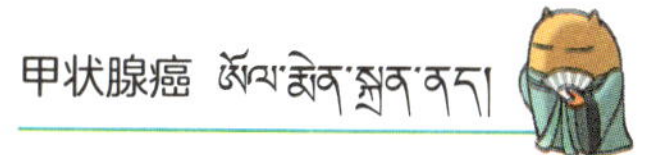

ཨོལ་རྨེན་སྐྲན་ནད་ལས་ རྐང་འདྲའི་རྣམ་པ་དང་གྱེས་འགྱུར་མིན་པའི་སྐྲན་ནད་ནི་སྐྲན་ངན་གྱི་རིགས་ཡིན་པས། གཟབ་ནན་བྱ་དགོས།

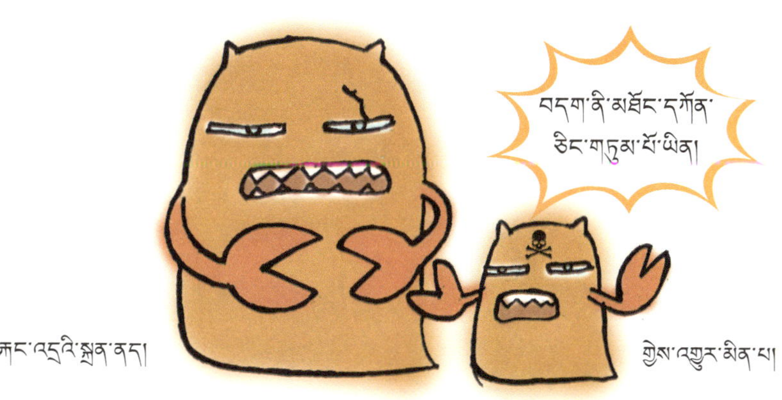

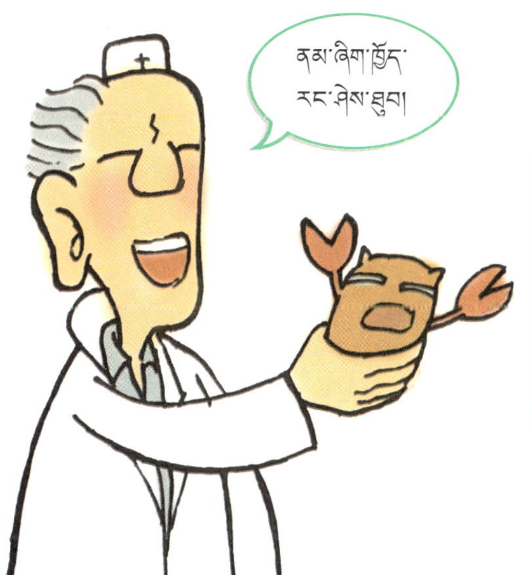

ཨོལ་རྨེན་སྐྲན་ནད་ཀྱི་ཉེན་ཁ་ལ་ཚད་ཡོད། མིག་སྔར་མི་ཚོགས་ཁྲོད་ཡོངས་ཁྱབ་ནས་བརྟག་དཔྱད་བྱ་སྒོར་མེད།

Bཡི་ཤེལ་བཤེར་ལ་བརྟེན་ནས་ཨོལ་རྨེན་མང་པོ་ཞིག་ཤེས་བཞིན་ཡོད། སྔ་མོ་ནས་ཨོལ་རྨེན་བྱུང་བ་ཤེས་ཚད་མཐོ།

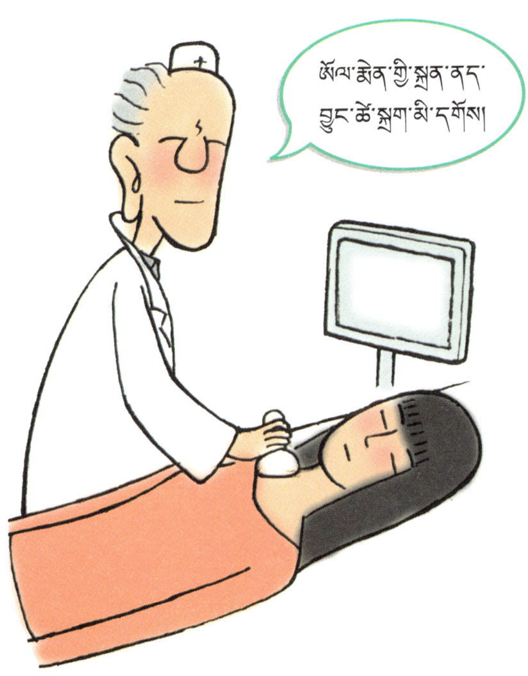

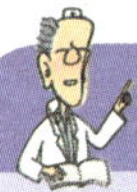

དྲན་སྐུལ། 温馨提示

ཨོལ་རྨེན་སྐྲན་ནད་ཀྱི་དལ་གཤིས་ཅན་ཞིག་སྟེ། ཨོལ་རྨེན་སྐྲན་ནད་ཕལ་ཆེར་གྱི་ཉེན་ཁ་མེད་ཅིང་ཤི་ཚད་ཤིན་ཏུ་དམའ།

甲状腺癌具有惰性生长的特性，多数甲状腺癌危害有限，死亡率很低。

ཆུ་སྐྱེན་སྐྲན་ནད།

前列腺癌

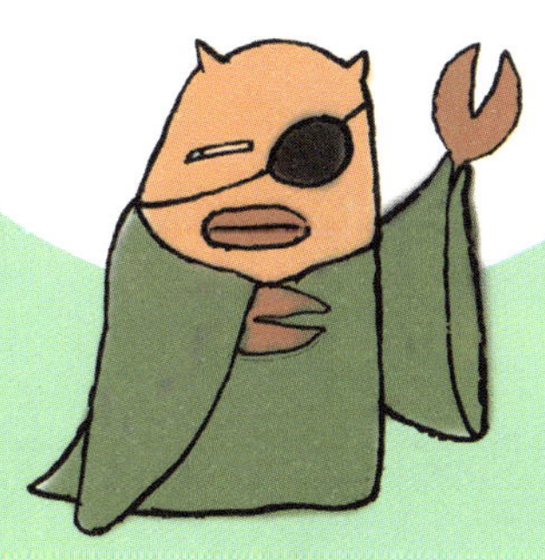

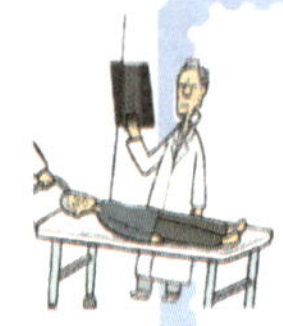

སྐྱེས་པ་རྒན་རབས་ཀྱིས་འཛེམ་དགོས།

老年男性需警惕

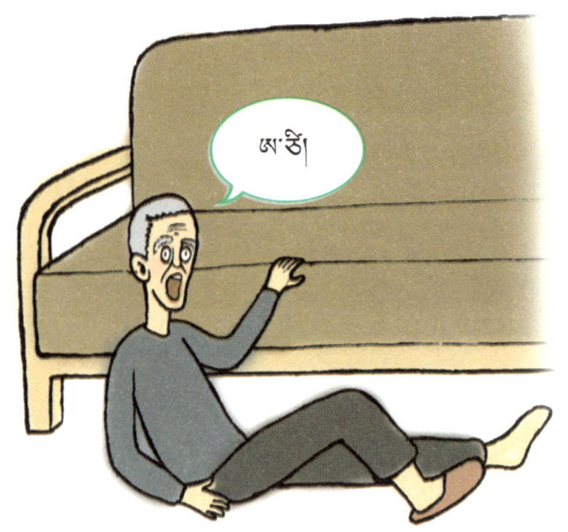

ལོ75སོན་པའི་ཨ་ཁུ་ཁུང་ནི་སྟོད་ཁྲིའི་སྟེང་ནས་ཡར་ལངས་སྐབས། སྒོ་བུར་གཡས་ཀྱི་བརླ་རྐང་ལ་ན་ཟུག་དྲག་པོ་ལངས་ཤིང་། དེ་ནས་འགུལ་མི་ནུས་པར་གྱུར།

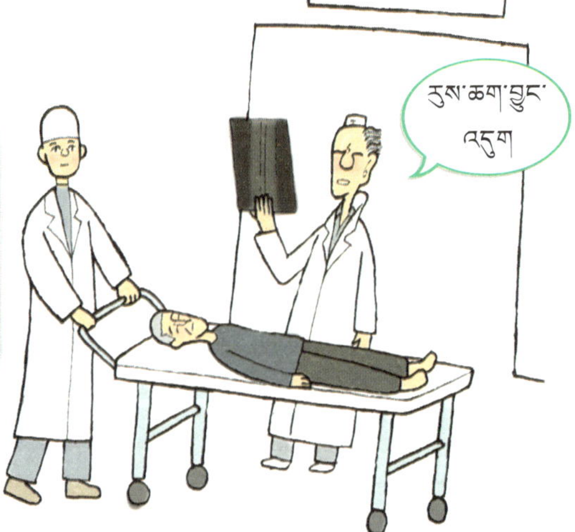

མྱུར་སྐྱོབ་རླངས་འཁོར་གྱིས་སྨན་ཁང་ལ་བསྐྱལ་ནས་བརྟག་དཔྱད་བཏང་བ་ན་གཡས་རྐང་རུས་ཆག་བྱུང་འདུག

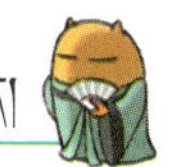

སུ་མཐུད་དུ་བརྟག་དཔྱད་བཏང་མཐར། ཆུ་སྐྱེན་སྐྲན་ནད་རུས་པར་འགོས་རྗེས་རུས་ཆག་བྱུང་བ་རེད།

རུས་ཆག་གི་གཏེ་བོ་ནི་ཆུ་སྐྱེན་སྐྲན་ནད་ཡིན།

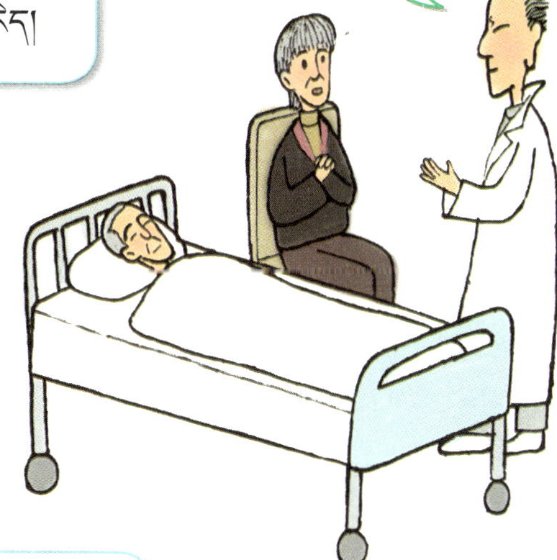

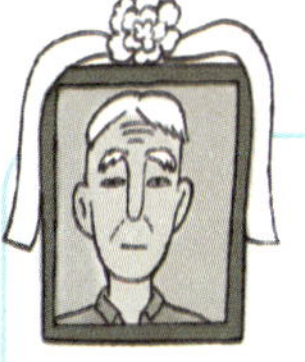

ཨ་ཁུ་ཁུང་ལ་རུས་ཆག་བྱུང་རྗེས་ཡུན་རིང་ལ་མལ་ཁྲིའི་སྟེང་ཉལ་བ་དང་། ཐ་འགའ་འགོར་རྗེས་ཚེ་ལས་འདས།

ཆུ་སྐྱེན་སྐྲན་ནད་ནི་སྐྱེས་པ་བགྲེས་པོ་རྣམས་ཀྱི་ཚེ་སྲོག་གི་གཤེད་མ་ཞིག་རེད།

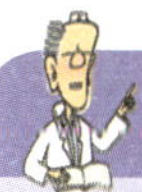 ཉེན་སྐུལ། 温馨提示

ཆུ་སྐྱེན་སྐྲན་ནད་ནི་སྐྱེས་པ་བགྲེས་པོ་ལས་སུམ་ཆའི་གཉིས་ལ་བྱུང་བཞིན་ཡོད། ཆུ་སྐྱེན་སྐྲན་ནད་ནི་ཕལ་ཆེར་ལོ65ཡི་རྗེས་ནས་བྱུང་།

前列腺癌主要发生于老年男性，三分之二的前列腺癌发生于65岁以后。

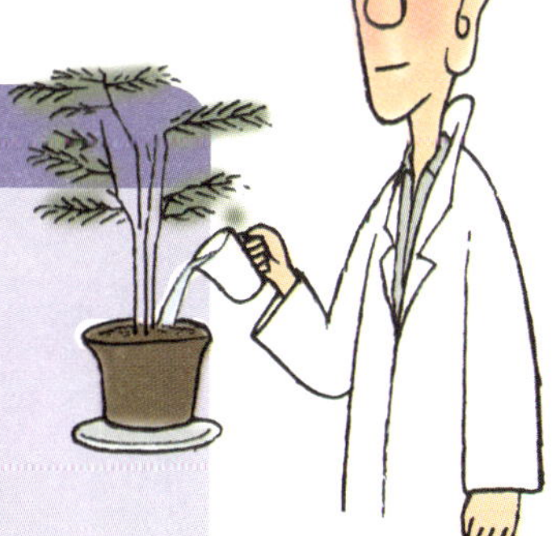

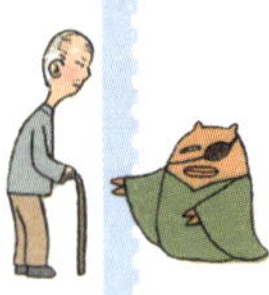

མངོན་གསལ་མིན་པའི་ནད་རྟགས།

隐匿的临床症状

འཛམ་གླིང་ནས་ཆུ་སྨེན་སྐྲན་ནད་ནི་སྐྱེས་པའི་སྐྲན་ནད་ཡང་རིམ་གཉིས་པ་ཡིན། ཉེ་བའི་དུས་སུ་མངོན་གསལ་གྱིས་བྱུང་ཚད་ཇེ་མཐོར་འགྲོ་བཞིན་ཡོད།

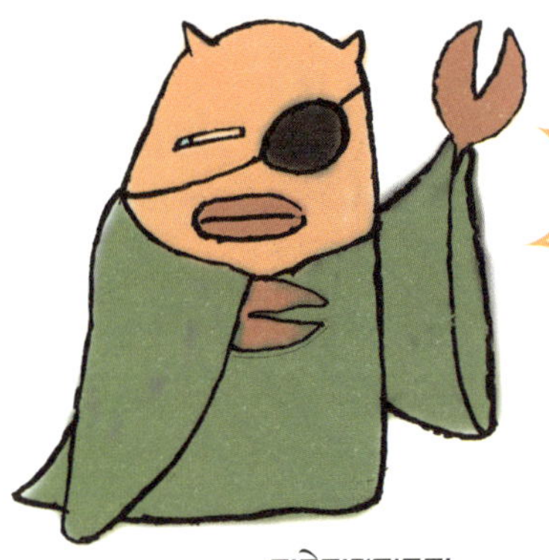

ཆུ་སྨེན་སྐྲན་ནད།

ལོ་ན་ལྔ་བཅུའི་ཡན་གྱི་སྐྱེས་པ་ཚང་མ་ཉེན་ཁ་ཅན་གྱི་མི་ཚོགས་ཀྱི་གྲས་ཡིན།

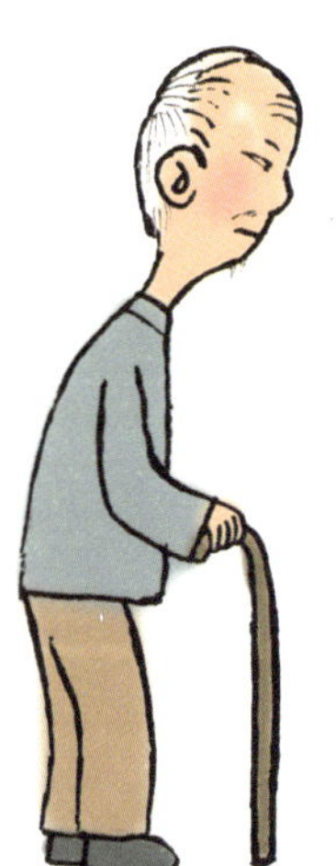

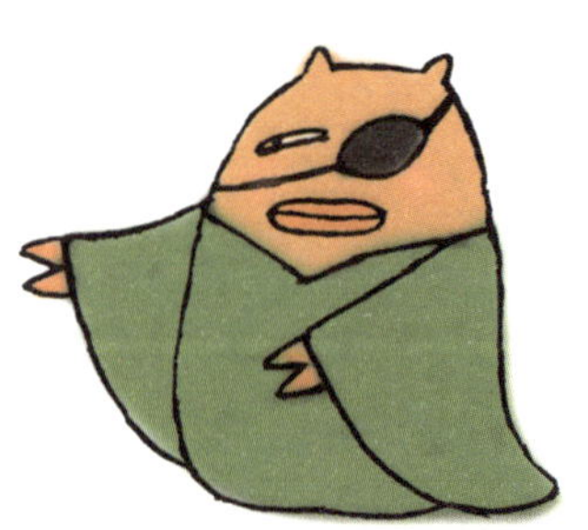

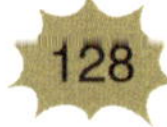

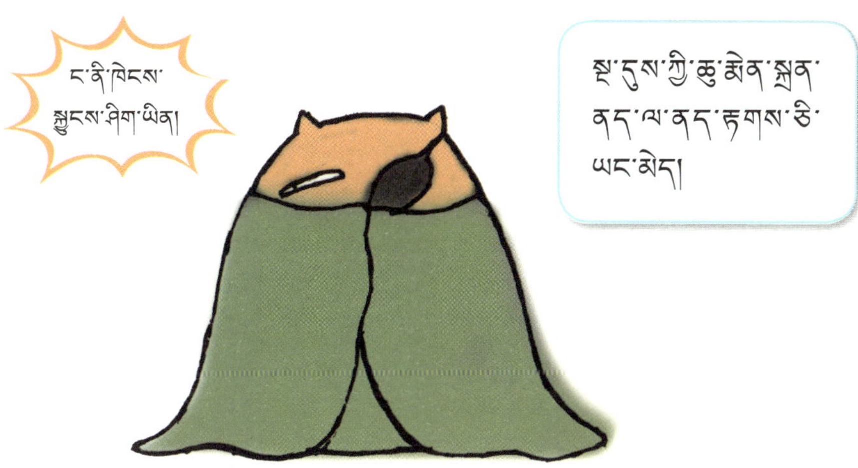

ཆུ་སྐྱིན་སྐྲན་ནད་ཞེས་དུས་ནི་ཕལ་ཆེར་དུས་དཀྱིལ་དང་དུས་མཇུག་ཡིན། དེ་དུས་ནད་པ་ཕལ་ཆེར་གྱི་རུས་པར་ཐོག་ཡོད།

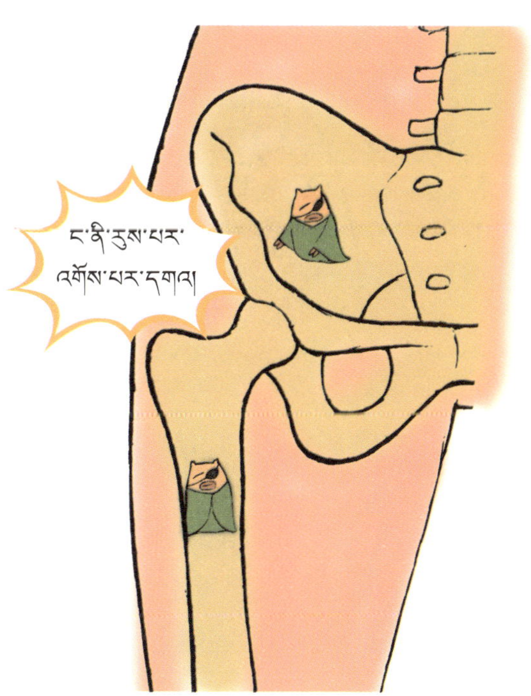

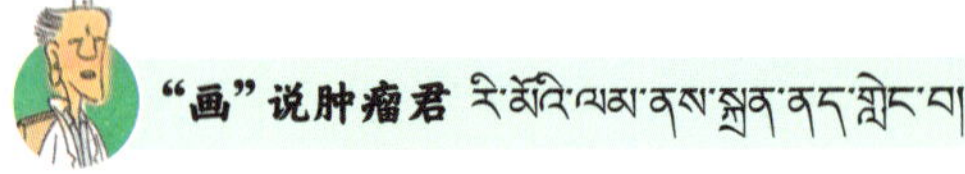

མིག་སྔར་རང་རྒྱལ་ནས་ཆུ་རྨེན་སྐྲན་ནད་ལ་ཁྱབ་ཁོངས་ཆེ་བའི་སྒོ་ནས་འཚག་བཤེར་བྱ་སྒྲོང་མེད། ལོ50ཡན་གྱི་སྐྱེས་པ་ཚོས་ལོ་རེར་ཁྲག་བླངས་ནས་ཆུ་རྨེན་ལ་བརྟག་དགོས།

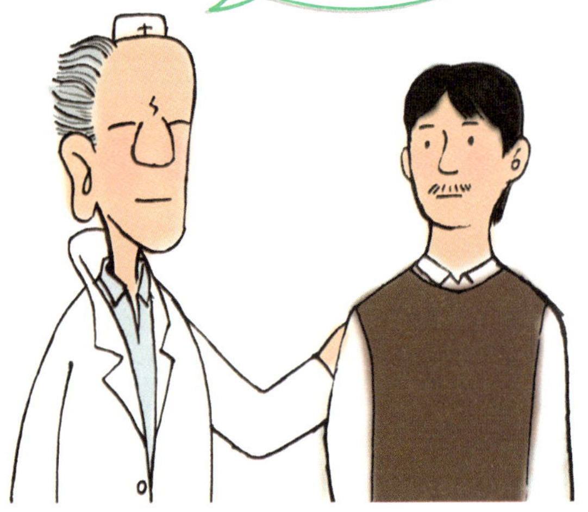

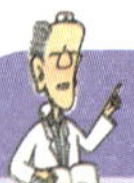

དྲན་སྐུལ། 温馨提示

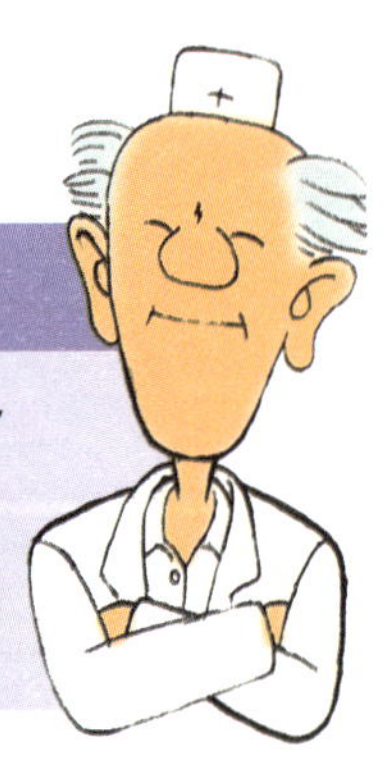

སྐྱེས་པ་བགྲེས་པོ་དང་ཆུ་རྨེན་སྐྲན་ནད་བྱུང་སྒྲོང་ཡོད་པའི་ཁྱིམ་རྒྱུད་ཀྱིས། དུས་ཚོད་ལྟར་འཚག་བཤེར་བྱ་རྒྱུ་གལ་ཆེ།

老年男性及有前列腺癌家族史者，建议定期进行体检。

སྣ་གྲིན་སྐྲན་ནད།

鼻咽癌

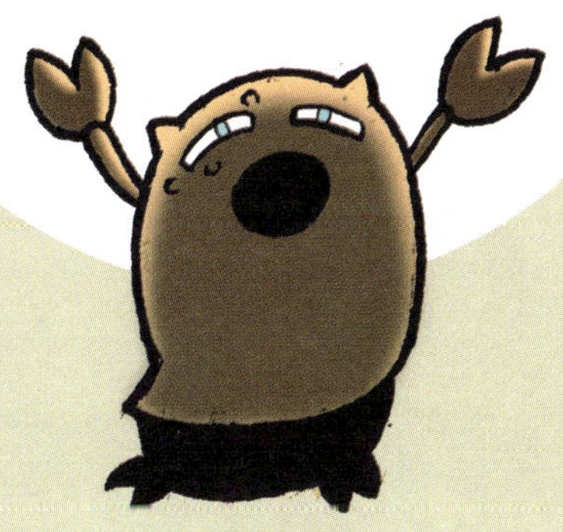

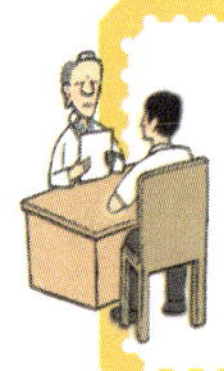

དཔེ་མཚོན་ནད་རྟགས།

典型症状

××茶餐厅

ཏུར་བརྙན་གྱིས་ལས་
ཞུགས་བྱ་དགོས།

ཞོ་ཁྲིན་ནི་ལས་བྱེད་
པ་ཞིག་རེད།

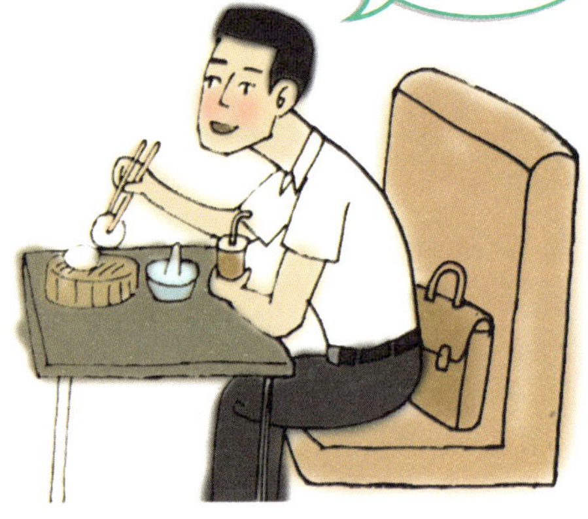

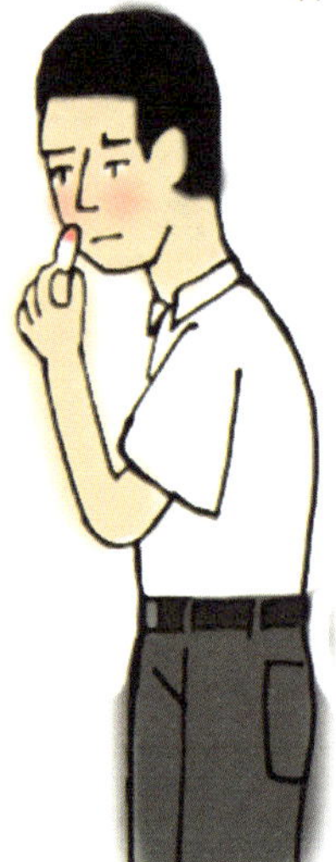

སྣ་ཆུའི་ནང་ཁྲག་འདུག
ཚ་རྒྱས་པ་རེད་དམ།

ཉེ་དུས་ལོ་ཕྱེད་ནང་སྣ་ཆུ་འཛར་
སྐབས་རྒྱུན་པར་ཁྲག་འདུག་ དེ་
ནི་སྣ་ཁྲག་ཡིན་སེམས།

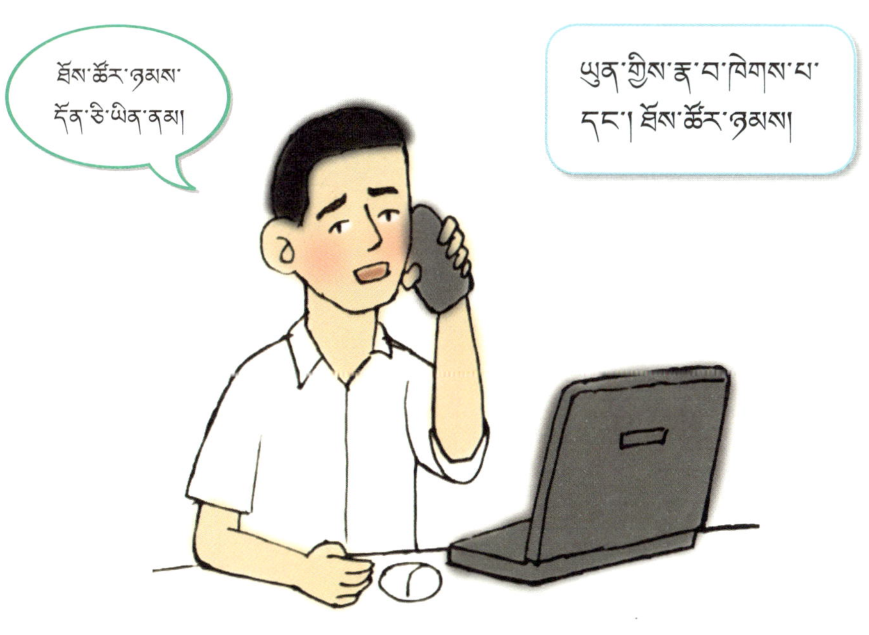
ཐོས་ཚོར་ཉམས་
དོན་ཅི་ཡིན་ནམ།
ཡུན་གྱིས་རྣ་བ་ཁེགས་པ་
དང་། ཐོས་ཚོར་ཉམས།

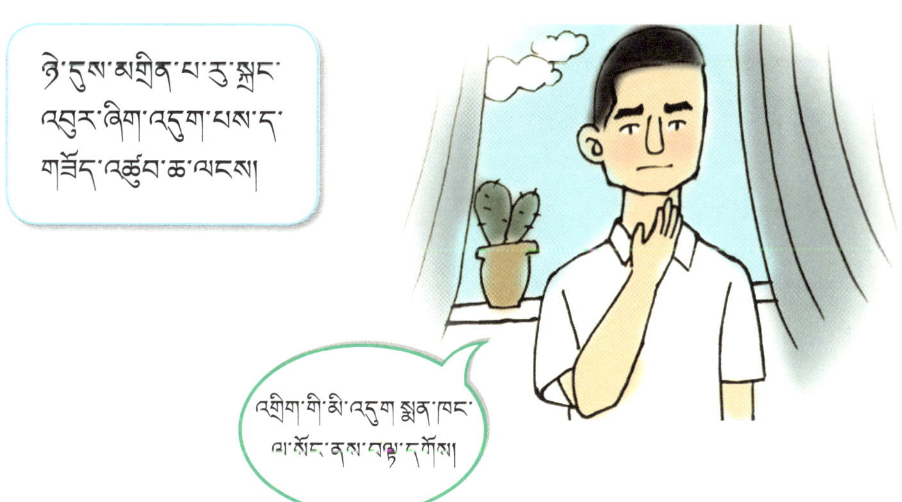
ཉེ་དུས་མགྲིན་པ་ཙ་སྐྲང་
འབུར་ཞིག་འདུག་པས་ད་
གཟོད་འཚབ་ཆ་ལངས།
འགྲིག་གི་མི་འདུག སྨན་ཁང་
ལ་སོང་ནས་བལྟ་དགོས།

ཁྱོད་ཀྱི་འདི་ནི་སྣ་སྲིད་སྐྲན་ནད་ཀྱི་དཔེ་མཚོན་རེད།

སྨན་ཁང་ལ་སོང་རྗེས་ད་གཟོད་སྣ་སྲིན་སྐྲན་ནད་ཡིན་པ་ཤེས།

ཀོང་ཧོན་དང་ཀོང་ཞི། ཧྥུ་ཅན། ཧེ་ནན། ཅང་ཞི། ཧེ་ནན་སོགས་ནི་རང་རྒྱལ་གྱི་སྣ་སྲིན་སྐྲན་ནད་བྱུང་ཚད་མཐོ་བའི་ས་ཆ་རེད།

ཧྭ་སྙོ་ས་ཁུལ་ནས་སྣ་སྲིན་སྐྲན་ནད་བྱུང་ཚད་ས་ཁུལ་གཞན་ལས་མཐོ། དེ་ནི་ཧྭ་བྱང་ས་ཁུལ་ལས་ལྡབ16ཡིན།

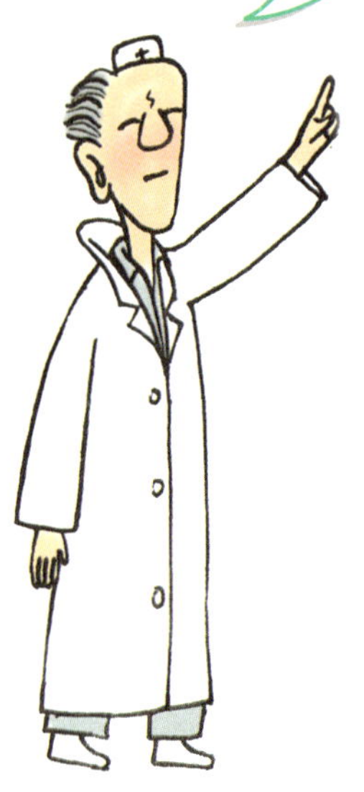

ཉེན་སྐུལ། 温馨提示

སྣ་སྲིན་སྐྲན་ནད་ཀྱི་སྔ་དུས་ནད་རྟགས་གཙོ་བོ་ནི་མགོ་ན་བ་དང་། སྣ་ཆུའི་ནང་ཁྲག་འདྲེས་པ། རྣ་ཆོར་ཉམས་པ། མགྲིན་པ་ཏུ་སྐྲང་རྗོག་ཡོད་པ་བཅས་ཡིན།

鼻咽癌早期主要临床症状包括头痛，痰/涕中带血、耳闷、颈部淋巴结肿大等。

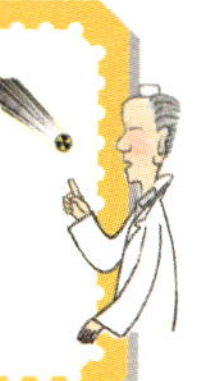

འོད་འཕྲོའི་སྨན་བཅོས།

放射治疗

ཞའོ་ཁྲིན་གྱིས་སྣ་སྦྲིན་སྐྲན་ནད་དབང་གིས་སྨན་ཁང་ནས་ཞགས་སྟོད་སྨན་བཅོས་བྱས། ཁོང་གིས་རྗེས་སུ་སྣ་གཞུག་གི་སྐྲན་ནད་ནི་ཇི་ལྟར་སྨན་བཅོས་བྱ་དགོས་མིན་སེམས་ཁྲུར་བྱས།

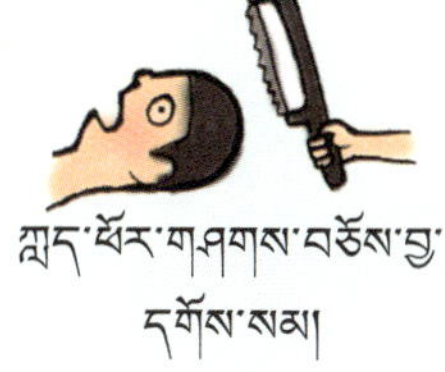

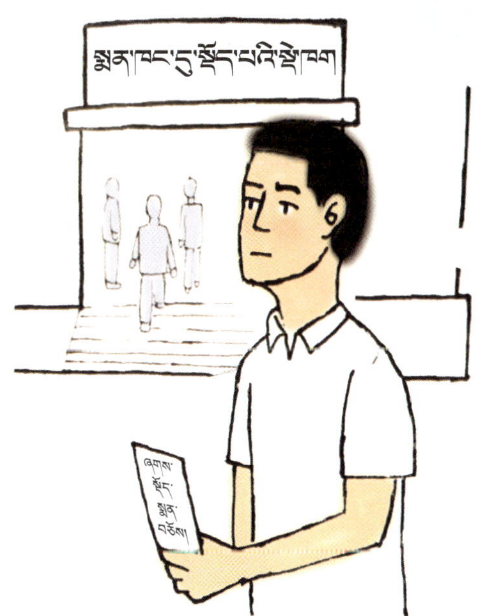

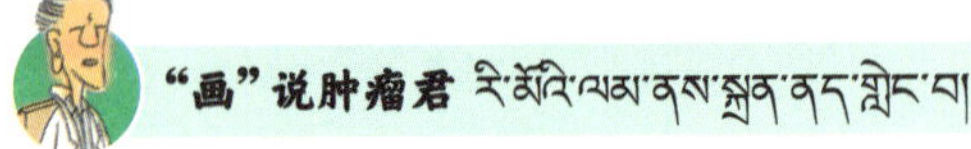

འོད་འཕྲོའི་སྨན་བཅོས་ཚན་ཁག་ཏུ་སྐྱོད་དགོས།

འོད་འཕྲོའི་སྨན་བཅོས་ཚན་ཁག་དེ་ཚན་ཁག་ཅི་ཞིག་རེད།

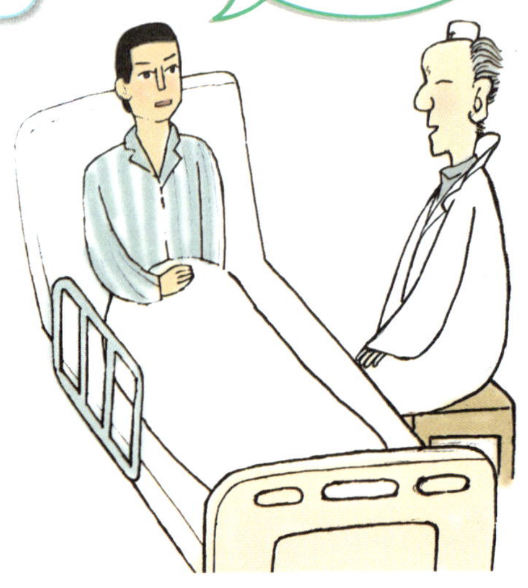

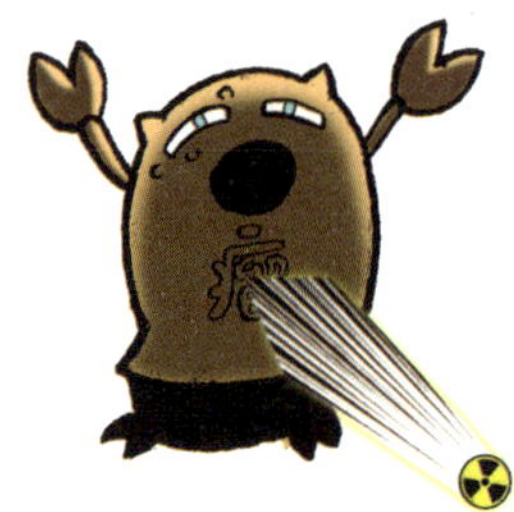

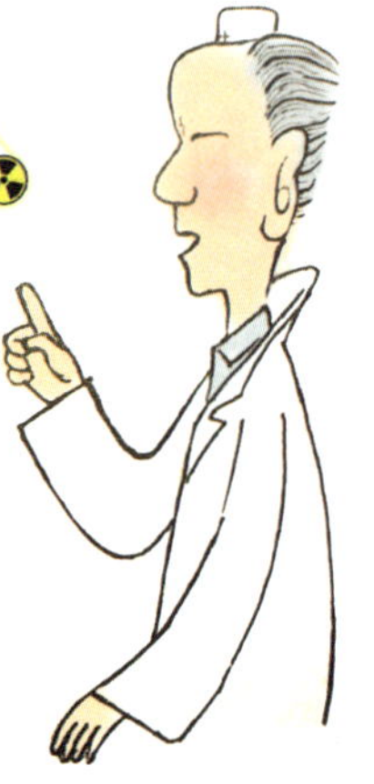

སྨན་པའི་གདམས་ངག འོད་འཕྲོའི་སྨན་བཅོས་ནི་འོད་འཕྲོའི་ཐབས་བཅོས་ལ་བརྟེན་ནས་སྐྲན་ནད་ཀྱི་ཕྲ་ཕུང་བཅོས་སྟངས་ཤིག་རེད།

འོད་འཕྲོའི་སྨན་བཅོས་ཀྱི་སྒྲིག་ཆས་ནི་གཤགས་བཅོས་མིན་པའི་ལག་རྩལ་ཞིག་རེད།

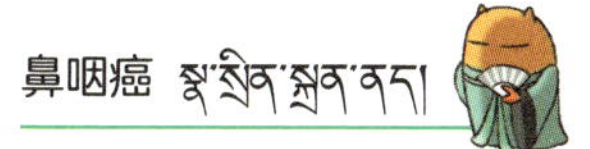

སྣ་སྒྲིན་སྐྲན་ནད་ནི་འོད་འཕྲོའི་སྨན་བཅོས་ལ་སྐྲག་སྟེ། འོད་འཕྲོའི་སྨན་བཅོས་ལག་རྩལ་ནི་བཅོས་ཐབས་དང་པོ་རེད།

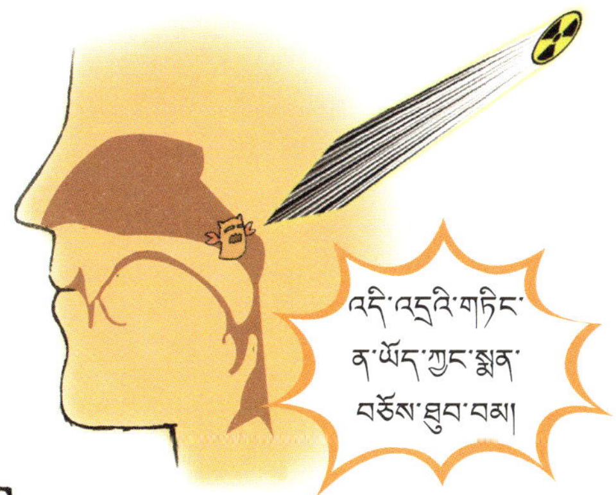

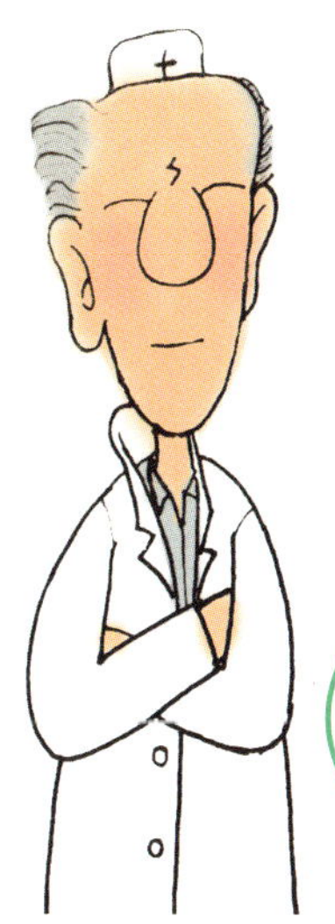

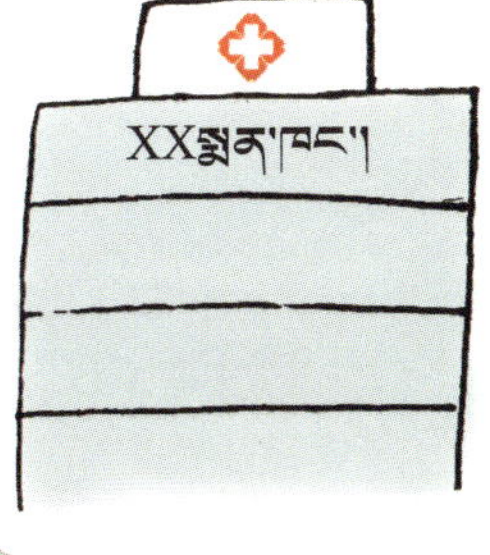

ཆེད་ལས་སྨན་ཁང་བརྩལ་ནས་ཆེད་ལས་སྨན་བཅོས་བྱ་དགོས།

སྣ་སྒྲིན་སྐྲན་ནད་ཀྱི་སྨན་བཅོས་ནི་ཆེད་ལས་སྨན་ཁང་ལ་སོང་སྟེ་སྨན་བཅོས་བྱ་དགོས།

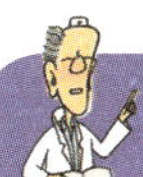

དྲན་སྐུལ། 温馨提示

སྣ་སྒྲིན་སྨན་བཅོས་བྱ་བར་ངེས་པར་ཚད་ལྡན་ཡིན་དགོས། འོད་འཕྲོའི་སྨན་བཅོས་ནི་མིག་སྔར་སྤྱིར་ཁས་ལེན་པས་སྣ་སྒྲིན་སྐྲན་ནད་ཀྱི་བཅོས་ཐབས་དང་པོ་རེད།

发现鼻咽癌一定要进行规范化治疗，放射治疗是目前公认的鼻咽癌首选治疗手段。